SYMPTOMES ET DIAGNOSTIC

DU

TESTICULE SYPHILITIQUE

PAR

LE DR THÉODORE MINIÈRE

LAURÉAT DE LA FACULTÉ

PARIS

TYPOGRAPHIE GEORGES CHAMEROT

19, RUE DES SAINTS-PÈRES, 19

—

1881

SYMPTOMES ET DIAGNOSTIC

DU

TESTICULE SYPHILITIQUE

SYMPTOMES ET DIAGNOSTIC

DU

TESTICULE SYPHILITIQUE

PAR

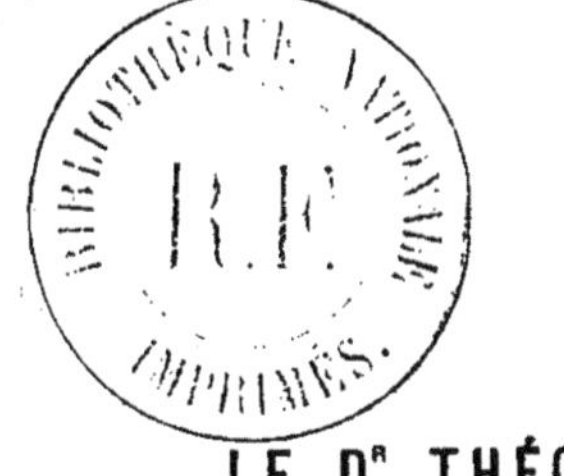

LE DR THÉODORE MINIÈRE

LAURÉAT DE LA FACULTÉ

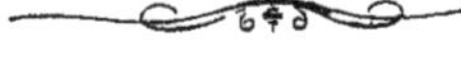

PARIS

TYPOGRAPHIE GEORGES CHAMEROT

19, RUE DES SAINTS-PÈRES, 19

—

1881

A MA FAMILLE

A M. le Docteur PAUL RECLUS

PROFESSEUR AGRÉGÉ DE LA FACULTÉ

CHIRURGIEN DES HOPITAUX

A M. le Docteur GRANCHER

PROFESSEUR AGRÉGÉ DE LA FACULTÉ

MÉDECIN A L'HOPITAL NECKER

A M. le Docteur ÉDOUARD BRISSAUD

CHEF DE CLINIQUE ADJOINT A LA PITIÉ

A MON AMI L. FAISANS

INTERNE DES HOPITAUX

A MON PRÉSIDENT DE THÈSE

M. LE PROFESSEUR VERNEUIL

PRÉFACE

Notre ami M. Paul Reclus a bien voulu nous associer à ses recherches sur la syphilis testiculaire. Du travail d'ensemble que nous publierons plus tard avec lui, nous avons détaché deux chapitres de la partie clinique dont nous nous étions spécialement occupé.

Pendant deux ans, en effet, nous avons parcouru les hôpitaux de Paris pour y recueillir des observations d'orchite syphilitique, et nous avons été assez heureux pour rencontrer quelques formes rares ou mal décrites et, parmi elles, des cas intéressants de gomme suppurée du testicule.

Cette affection est encore fort peu connue. Résolument niée par Virchow, Ricord et d'excellents cliniciens, la suppuration du testicule syphilitique est plus tard soupçonnée par Rollet, Gosselin et Fournier. Il fallait bien expliquer certaines fistules rapidement guéries par l'iodure de potassium et les fongus bénins liés à la vérole.

Quelques cas épars dans les recueils, un rapide mémoire de M. Reynier publié en 1879, voilà, en France, le bilan de la gomme suppurée du testicule. Aussi les faits que nous avons vus en prennent une singulière importance, d'autant que les lésions ont évolué sous nos yeux. Nous les avons suivies jour par jour et nous les décrivons d'après nos observations personnelles.

Le fongus syphilitique présente également dans son histoire quelques points obscurs. La lumière n'est pas faite sur ce point de pathologie. Nous avons vu sur le testicule, hernié à travers une ulcération du scrotum, l'albuginée se recouvrir de végétations exubérantes ; dans d'autres cas, c'est de la profondeur même de la substance testiculaire qu'émergent les bourgeons charnus. Après l'évacuation d'une gomme, ils se développent, franchissent la perte de substance de l'albuginée et des téguments, et s'épanouissent sur la peau en un champignon granuleux. Nous décrirons ces deux variétés sous les noms de *fongus superficiel* et de *fongus profond*.

Notre nomenclature diffère un peu de celle des auteurs. Nous n'opposerons pas, comme eux, la sclérose à la gomme. L'anatomie pathologique ne consacre pas cette division. D'une part, il n'y a pas de gomme sans sclérose, la règle est absolue. D'autre part, il est bien rare de rencontrer une sclérose sans quelque dépôt caséeux. Parfois même, lorsqu'à l'œil nu on n'aperçoit que des travées fibreuses, le microscope révèle de petits foyers perdus dans l'épaisseur du parenchyme sclérosé.

Cette division serait plus périlleuse encore au point de vue clinique. Ce que l'on nomme orchite interstitielle et qui, d'après nous, n'est autre le plus souvent qu'un testicule scléro-gommeux, évolue d'ordinaire vers l'atrophie, par résorption profonde des dépôts caséeux et rétraction du tissu fibreux. Rien ne vient nous révéler la présence de la gomme, et la terminaison par sclérose semble vérifier le diagnostic.

Mais qu'une cause quelconque vienne échauffer la gomme, une bosselure se forme qui adhère aux téguments, se ramollit, s'ulcère et donne naissance au bourbillon caractéristique. On croit alors à une maladie nouvelle; ce n'est plus l'orchite interstitielle, cela devient l'orchite gommeuse. Ne s'agit-il pas, cependant, d'une même lésion dont l'évolution ultérieure a été modifiée? Aussi nous proposons-nous de réunir, comme d'ailleurs la nature le fait si souvent, gomme et sclérose sous le nom de testicule scléro-gommeux.

Cette affection a plusieurs terminaisons, dont chacune mérite une description spéciale. Le plus souvent ce sera la résolution ou l'atrophie, mais parfois la suppuration qui elle-même engendrera la fistule ou le fongus. Cette conception est certainement contestable; elle nous semble, en tous cas, meilleure que l'ancienne.

Nous ferons parfois appel à des descriptions anatomo-pathologiques que notre travail ne paraît pas renfermer. Elles sont, cependant, en substance dans nos observations, où la gomme, le tissu scléreux, la périépididymite et la périorchite syphilitiques sont analysés, quelquefois jusqu'à la minutie. Nous avons, de plus, fait reproduire les lésions macroscopiques dans des planches chromolithographiées annexées à notre travail.

Qu'on ne s'étonne pas de trouver absent le chapitre consacré d'habitude à l'épididymite secondaire. Certes nous ne nierons point son existence, comme l'a fait Kocher de Berne; mais, malgré d'attentives recherches, nous ne l'avons jamais rencontrée et nous savons que des médecins du Midi et de Saint-Louis n'ont pas été plus heureux.

En attendant, pour nous prononcer, de nouvelles investigations, nous pouvons dire, du moins, qu'en pleine période secondaire, — quatre mois, trois mois, deux mois même après le début du chancre induré, — nous avons vu des envahissements simultanés de l'épididyme et du testicule. Nous pourrions en signaler plusieurs observations personnelles ou recueillies dans les auteurs. Et voici déjà que l'épididymite de Dron perd un de ses caractères principaux : on ne peut plus opposer son apparition précoce à l'époque tardive où se développerait l'orchite proprement dite.

On trouvera, au cours de notre symptomatologie, la description d'une orchite syphilitique à début franchement inflammatoire. Nous avons vu, à l'hôpital du Midi, un cas de ce genre. Nous en donnons l'observation, qui a été recueillie par M. Reclus et M. le Prévost, interne de M. Horteloup.

Depuis, en parcourant les recueils scientifiques, nous en avons découvert six autres cas. Un d'eux appartient à Ricord, qui signale expressément cette invasion aiguë et semblable à celle de l'orchite blennorrhagique.

Tels sont les différents points sur lesquels nous voulons appeler l'attention.

Qu'il nous soit permis maintenant, dans notre premier travail, de remercier nos maîtres de tout ce que nous leur devons. M. Reclus a été pour nous l'ami de toutes les heures; il a bien voulu nous initier à toutes ses recherches et à tous ses travaux. Nous ne saurions exprimer toute notre reconnaissance à M. Grancher, il nous a toujours prodigué, avec sollicitude et sans compter, ses conseils et ses leçons. M. Brissaud, qui a été un maître pour nous, est devenu notre camarade et notre ami. Enfin M. le Professeur Verneuil, en acceptant la présidence de notre thèse, a consacré la bienveillance dont il a tant de fois fait preuve à notre égard.

SYMPTOMES ET DIAGNOSTIC

DU

TESTICULE SYPHILITIQUE

CHAPITRE PREMIER

SYMPTOMATOLOGIE

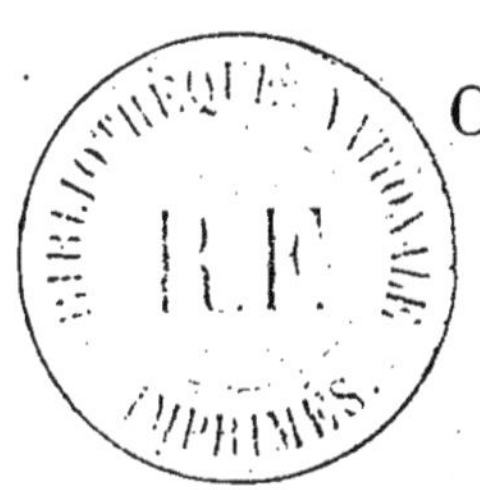

La syphilis du testicule a des traits assez nettement accusés pour qu'on puisse souvent, même
sans le secours des commémoratifs, affirmer la
nature de la lésion. Cependant elle ne se présente
pas toujours sous la même forme ; sa marche n'est
pas toujours semblable et nous aurons plusieurs
variétés à décrire.

La plupart des auteurs ont essayé d'établir une
division basée sur l'anatomie pathologique[1]. Dans
un premier chapitre, ils étudient le sarcocèle syphilitique ou orchite interstitielle dont l'expression

---

1. RICORD, *Du Sarcocèle syphilitique*. (*Bulletin général de thérapeutique médicale et chirurgicale*. Paris, 1840.)

FOURNIER, *Du Sarcocèle syphilitique*. (*Mouvement médical*. Paris,
1875.)

anatomique serait la sclérose testiculaire ; dans un second, très écourté d'ailleurs, ils cherchent à grouper les symptômes qui caractériseraient la gomme de la glande. Mais une pareille division nous semble mal fondée. L'examen des pièces prouve que presque toujours la sclérose coexiste avec des dépôts gommeux et qu'il n'y a pas de gomme sans sclérose.

Cette substance scléro-gommeuse peut, dans ses évolutions successives, suivre deux marches distinctes. Tantôt elle infiltre la glande et la tuméfie, puis, après. être restée stationnaire un temps indéterminé, se rétracte en provoquant l'atrophie de l'organe, ou bien, sous l'influence d'un traitement efficace, se résorbe, disparaît et laisse le testicule dans son intégrité première ; tantôt elle se mortifie, se ramollit, se transforme en masses caséeuses qui s'abcèdent et s'évacuent au dehors par des orifices que l'inflammation ouvre à travers les enveloppes scrotales.

On voit donc que le testicule syphilitique évolue naturellement soit vers la sclérose, soit vers la suppuration. Ce seront là nos deux formes cliniques. La première répond au tableau que l'on trace habituellement sous le nom d'orchite interstitielle ou de sarcocèle syphilitique. Nous l'acceptons dans ses lignes principales ; mais nous relèverons çà et là quelques points qui nous paraissent inexacts ou incomplets, et nous insisterons sur une variété peu connue, une orchite à début brusque dont l'invasion pourrait faire croire à quelque inflammation d'origine uréthrale.

Notre seconde forme comprend l'étude de suppuration de la gomme. Jusqu'ici elle n'a guère été l'objet de recherches décisives. Afin d'en démontrer l'existence, douteuse encore pour quelques-uns, nous avons recueilli le plus grand nombre possible d'observations, où il nous sera facile de puiser les éléments de notre description. A cette seconde forme nous rattacherons certains cas de fongus bénin dont la parenté avec la syphilis est bien établie depuis les travaux de Rollet [1].

I

FORME SCLÉRO-GOMMEUSE NON SUPPURÉE

C'est la forme banale. Elle répond à l'ancienne orchite interstitielle, au sarcocèle scléreux, au testicule syphilitique proprement dit. Notre dénomination, un peu longue sans doute, a le mérite d'être plus complète et plus précise. Elle découle à la fois de l'anatomie pathologique et de la clinique ; elle nous renseigne sur la nature des altéra-

1. *Du Sarcocèle fongueux syphilitique. Recherches sur la syphilis.* Paris, 1858, 1861 et 1869.

tions en même temps que sur le caractère symptomatique essentiel, celui qui imprime à la marche
de l'affection les différences les plus tranchées et
qui la sépare de la forme scléro-gommeuse suppurée ou plus brièvement de la gomme suppurée.

Le « type moyen » de cette forme scléro-gommeuse non suppurée nous offre des symptômes
fort bien décrits depuis Ricord et dont le groupement, lorsqu'il existe, laisse peu de place à l'erreur. Les bourses sont plus volumineuses, surtout
lorsque les deux glandes sont envahies ; les téguments souples et normaux glissent sur les couches
profondes ; parfois ils semblent amincis, mais
alors une hydrocèle les distend. Dans son ensemble la glande est plus grosse, souvent du
volume d'un œuf qu'elle peut même dépasser ;
cependant les diamètres de l'organe conservent
d'habitude leurs proportions normales.

La forme néanmoins change un peu : elle est
aplatie d'un côté à l'autre et nous ne saurions mieux
comparer le testicule qu'à un « galet » assez épais
placé de champ dans la vaginale. Comme le galet
d'ailleurs, sa consistance est extrême. Il est d'une
dureté cartilagineuse et le doigt peut à peine déprimer sa surface. Celle-ci est rarement lisse. On
la trouve semée, surtout quand les altérations sont
anciennes, de saillies hémisphériques, comme la
moitié d'un grain de plomb ou d'un pois sec
appliquée contre l'albuginée que doublent aussi

çà et là et que « blindent » des lames fibreuses
de production nouvelle. Il n'y a aucune douleur.
On « manie » l'organe, naguère d'une extrême
sensibilité, sans réveiller la moindre souffrance et
des pressions même énergiques sont parfaitement
tolérées.

Il est rare de pouvoir délimiter nettement les
deux parties constituantes de la glande. Elles
semblent confondues en une masse unique. Il
faut suivre le canal déférent comme un fil conduc-
teur pour arriver sur l'épididyme et le reconnaître
malgré ses altérations. Mais si l'épididyme n'est
pas envahi par les produits syphilitiques, il s'étale
comme un mince ruban sur la glande et la palpation ne saurait révéler sa présence. Le canal
déférent est presque toujours intact; cependant
il est des cas où l'infiltration a augmenté son
volume. La prostate et les vésicules séminales
n'ont jamais, sauf peut-être dans une observation
de M. Reliquet, subi de dégénérescence en rela-
tion bien démontrée avec celle de la glande
génitale.

Voilà, dans son ensemble, l'aspect de la forme
scléro - gommeuse non suppurée. Nous allons
maintenant revenir sur les signes que nous avons
énumérés, les analyser, déterminer leur fréquence
et leur mode de groupement. Enfin nous étudierons leur marche et leur terminaison habi-
tuelles.

Les enveloppes scrotales sont souples d'ordinaire et d'épaisseur normale. Mais pour peu que
la glande soit volumineuse ou qu'une hydrocèle
distende la vaginale, la peau est amincie et des
veines se dessinent sur sa transparence. Dans
d'autres cas, au contraire, on constate une sorte
d'œdème, les tuniques sont comme infiltrées, peu
mobiles sur les parties sous-jacentes et rappellent,
par leurs rides et leur aspect chagriné, les bourses
rétractées par le froid.

Quelques auteurs ont fait de l'hydrocèle un
symptôme habituel de l'orchite scléro-gommeuse.
Ils la signalent d'une manière particulière et lui
accordent même une grande valeur au point de
vue du diagnostic. Ainsi M. Gosselin[1], considère
l'épanchement comme un des meilleurs signes
pour déterminer l'origine syphilitique d'une tumeur testiculaire. M. Boursier[2], dans son excellent travail, semble souscrire à cette opinion.
On s'exposerait à des méprises si l'on comptait
trop sur ce caractère. Le liquide manque souvent,
et si nous en croyons nos relevés statistiques, il
ferait défaut dans près de la moitié des cas.

Une distinction nous paraît nécessaire. Nous
ne prétendons pas que près de la moitié des orchites scléro-gommeuses évoluent sans épanche-

1. Gosselin, *France médicale,* mars 1875.
2. Boursier, *Étude sur les hydrocèles symptomatiques des tumeurs du testicule,* Thèse de doctorat. Paris, 1880.

ment. Des malades nous ont dit avoir eu de l'hydrocèle ; et au moment de notre examen nous ne
pouvions plus la constater. Leurs renseignements
étaient précis : tantôt une ponction avait été pratiquée et la sérosité extraite ne s'était pas repro-
duite ; tantôt le médecin avait affirmé l'existence
du liquide, sans intervenir ; d'autres fois, l'hydrocèle s'est produite et a disparu sous les yeux du
même observateur. Aussi nous admettons que la
majorité des orchites syphilitiques est accompagnée à une époque quelconque d'épanchement
séreux, mais qu'il peut disparaître et que, une
fois sur deux, l'explorateur ne le retrouvera pas
à l'époque où il examinera les bourses.

La quantité de liquide contenu dans la séreuse
est variable. Parfois les deux feuillets de la vaginale, soudés dans une grande étendue, ne laissent
qu'un petit espace où se forme une sorte de kyste.
D'autres fois, libre de toute adhérence, la cavité
est distendue par une hydrocèle volumineuse qui
s'oppose à l'examen de la glande. Hélot cite des
cas où l'épanchement était considérable. Dans
une de ses observations, on lit que le scrotum était
de la grosseur d'une tête d'enfant. M. Fournier[1],
dans ses leçons magistrales sur le sarcocèle syphilitique, nous dit : « L'hydrocèle symptomatique du
sarcocèle est toujours minime ou moyenne tout

1. FOURNIER, *loço citato.*

au plus ; jamais elle ne devient très volumineuse ; jamais elle n'acquiert les proportions qu'on lui voit atteindre en d'autres cas, notamment dans ceux d'hydrocèle simple. » Il faut donc reconnaître que si le plus souvent le volume de la bourse ne dépasse pas celui d'un « petit citron », on ne compte plus les observations où ses dimensions étaient autrement exagérées. Nous pourrions en citer au moins quatre faits qui nous sont personnels et nous nous sommes assuré que les recueils en contiennent un assez grand nombre.

De son côté la glande présente les mêmes variations. D'ordinaire, elle est plus grosse, parfois doublée ou triplée de volume, dépassant rarement ces limites. Du reste, on doit tenir compte des divers stades que présente la syphilis testiculaire. Si, dans une première période, la tumeur augmente, elle peut, dans une seconde, rester stationnaire, puis, après un temps indéterminé, décroître et s'atrophier. On trouve alors au fond des bourses un corps arrondi, dur, analogue parfois, comme forme et comme consistance, à un noyau de prune. Les dépôts gommeux ont été résorbés et le tissu fibreux nouveau s'est rétracté.

Certes on a noté bien des déformations. Le testicule peut être irrégulier, soulevé par une ou plusieurs grosses tubérosités. Notre troisième observation nous montre « un gonflement limité qui se fait en avant et bombe et soulevant la peau; cette saillie pointe et vient adhérer aux téguments, mais sa base s'applique, par une large implantation, sur le testicule avec lequel elle se confond ». On pourrait citer d'autres faits de ce genre. Ils n'en sont pas moins exceptionnels. La glande, en général, conserve une forme à peu près normale. Elle semble tout au plus avoir étendu ses diamètres primitifs, et, comme dit M. Fournier, c'est le « testicule amplifié ». Cependant il n'est pas rare de la trouver aplatie d'un côté à l'autre, et nous croyons avoir rendu assez exactement cette disposition par notre comparaison avec un galet de champ dans la cavité vaginale.

La consistance du testicule est ligneuse. Le doigt ne peut en déprimer la surface. Si parfois une légère élasticité persiste, le plus souvent la glande rappelle par sa dureté le plus dense fibrome. L'organe n'est pas toujours envahi dans sa totalité. Lorsqu'une partie de la substance conserve sa structure primitive, on trouve, à côté des parties molles, des noyaux d'une extrême dureté. Tantôt il n'y en a qu'un seul; tantôt il en existe plusieurs, trois ou quatre qui rappellent de petites noisettes : ce sont des gommes enfouies au milieu des canalicules séminifères.

La surface de l'albuginée peut être régulière et lisse, et l'on ne doit pas s'attendre à rencontrer toujours les saillies hémisphériques et les aspé-

rités pisiformes qui épaississent cette enveloppe.
Dans plusieurs de nos observations où le diagnostic
était évident, le doigt glissait sans être arrêté par
la moindre production fibreuse. D'ailleurs l'examen anatomique de quelques pièces a prouvé que
les lésions de la syphilis peuvent envahir le parenchyme glandulaire sans retentir sur la membrane
externe. Il n'y aurait pas d'altération appréciable
de l'albuginée et, par conséquent, le nom « albuginite » donné par Ricord[1], ne doit pas être employé, puisqu'il s'appuie sur un signe qui manque
dans beaucoup de cas.

Il n'en faut pas moins reconnaître que, lorsqu'elle existe, cette altération constitue un signe
très précieux. Il ne s'agit plus de ces grosses bosselures, de ces segments de sphère que l'on rencontre parfois sans doute quand la membrane
d'enveloppe est soulevée par des noyaux gommeux qui bombent à sa surface. Ce sont de petites
saillies, dures comme une moitié de pois sec ou
un gros grain de plomb enchâssé dans l'albuginée. Confluentes ou rares, mais semées au hasard,
on les trouve en nombre variable sur tous les
points du testicule, peut-être cependant en plus
grande abondance sur les côtés de la glande près
de l'insertion de l'épididyme.

Les productions fibreuses se présentent en-

1. Ricord, *loco citato*.

core sous une autre forme. Elles peuvent s'étaler
en plaques dures qui augmentent en certains
points l'épaisseur de l'albuginée. Ces lames chon-
droïdes mesurent deux ou trois millimètres de
hauteur et recouvrent souvent une étendue de plus
d'un centimètre carré. Elles constituent un véritable blindage qui contribue pour sa part à la
consistance de la glande.

Les néoformations conjonctives, en se portant
de l'épididyme sur le testicule, comblent le sillon
normal qui limite les deux portions de la glande.
Celles-ci semblent confondues dans une masse
unique. La plupart de nos observations nous montrent que la distinction ne saurait être établie par
la palpation à travers les enveloppes scrotales.

Ricord admettait que l'épididyme échappe aux
altérations syphilitiques et s'amincit, comme
un ruban, sur le testicule hypertrophié[1]. Depuis
on a reconnu la fréquence des altérations épidi-
dymaires. Nous les avons rencontrées dans plus
de la moitié de nos cas. On sent, en arrière de la
glande, une sorte de crête de consistance ligneuse
et souvent bosselée. L'infiltration ne forme guère,
comme dans certains cas de tuberculose, un crois-
sant qui enchâsse le testicule dans sa concavité.
Ce sont plutôt des noyaux durs déposés dans la
tête ou dans la queue de l'organe, exceptionnelle-

---

1. Ricord, *Journal de chirurgie de Malgaigne*. 1845.

ment dans sa partie moyenne, mais enveloppés et solidarisés, pour ainsi dire, par la coque périépididymaire.

L'épididyme, ainsi confondu avec le testicule, nous est révélé par le point d'émergence du canal déférent, dont la consistance particulière se reconnaît au milieu des éléments du cordon. Dans l'immense majorité des cas, ce canal est souple et de calibre normal. La syphilis ne l'a point envahi. Cependant, depuis le mémoire de Hélot[1], les auteurs ont signalé plusieurs cas de déférentite. Le canal est alors dur, rigide, cassant pour ainsi dire; on croirait une baguette de verre entourée du plexus veineux. M. Reclus a observé deux cas où cette sensation était très nette. Chez un malade du service de M. Vidal, à Saint-Louis, il existait deux petits noyaux indurés qui donnaient à l'extrémité inférieure du canal déférent un aspect moniliforme.

Dans un des cas de M. Lancereaux[2], le cordon formait une baguette dure du volume du pouce, renflée en plusieurs endroits. L'une des tumeurs, située près de l'arcade de Fallope, avait le volume d'un gros marron. Mais on ne saurait dire ici aux dépens de quel tissu s'est développée la gomme. Peut-être est-ce surtout dans la substance

1. Hélot, *Mémoire sur le testicule syphilitique.* (*Journal de chirurgie de Malgaigne.* Paris, 1846.)
2. Lancereaux, *Traité de la syphilis.* 1866.

conjonctive qui unit les éléments du cordon. Il
n'en est pas de même dans un fait recueilli par
M. Reclus dans le service de M. Labbé en 1875.
Le canal déférent était manifestement atteint. Il
était lisse, régulièrement arrondi et d'un volume
double de celui du côté opposé. Son épaississement était facile à constater jusque dans le trajet
inguinal.

Ces explorations, très douloureuses sur une
glande enflammée, difficiles même sur le testicule sain, à cause de l'exquise sensibilité de l'organe, se pratiquent hardiment lorsque la glande
a dégénéré. Des pressions énergiques ne réveillent
aucune souffrance. Il est des points où la douleur
persiste; la dureté y est moindre, en même temps,
et l'on reconnaît la consistance particulière de la
substance spermatique inaltérée. C'est un segment de la glande qui a échappé à la néoplasie.
On peut établir, en règle générale, que la sensibilité de la glande est en raison inverse de sa dureté. Nous nous expliquons ainsi comment ces
petits testicules atrophiés, perdus dans les bourses
et que Ricord appelait des « haricocèles », peuvent
être impunément comprimés.

Ajoutons que les altérations sont souvent bilatérales. Une glande est prise, l'autre ne tarde pas
à être envahie, et c'est la dernière infiltrée qui
parfois devient la plus malade. Dans une de nos
observations, entre autres, le testicule droit com-

mence à grossir en avril 1880. Trois mois après le gauche est atteint. Mais, tandis que le premier restait stationnaire et conservait tous les caractères de la syphilis banale, le second s'enflammait, perçait les enveloppes scrotales et donnait naissance à une gomme suppurée. Cette bilatéralité, du moins à la période ordinaire où les malades se présentent à notre examen, nous paraît être la règle : sur 44 observations, relevées par nous, la dégénérescence existait 25 fois des deux côtés et 19 fois d'un seul. D'ailleurs, pour ces derniers faits, les désordres souvent étaient de date récente et rien ne démontrait que l'autre testicule demeurât sain. Il n'en est pas moins vrai que, pendant de longues années, on a suivi des malades dont une seule bourse a été atteinte.

Le sarcocèle a pour conséquence des troubles dans la fonction. Néanmoins les désirs vénériens peuvent persister longtemps sans des modifications bien appréciables et les érections semblent aussi fréquentes. Plus tard, avec les progrès de la dégénérescence scléreuse, l'activité sexuelle diminue peu à peu ; la sécrétion du sperme paraît s'arrêter et, si les deux testicules sont envahis dans leur totalité, l'infécondité d'abord, ensuite l'impuissance en sont le résultat fatal. Certainement, lorsque les lésions sont superficielles et se bornent à quelques rugosités de l'albuginée ou à un simple épaississement des travées fibreuses, les animalcules peuvent encore se former. Mais, lorsque la substance séminifère est étouffée de toute part, la syphilis provoque ce que M. Fournier appelle, à juste titre, une « castration sous-albuginée ». C'est peut-être un fibrome, ce n'est pas un testicule que le malade a dans sa vaginale.

Tous les auteurs s'accordent pour reconnaître à la syphilis du testicule un début insidieux sur lequel insiste M. Fournier [1]. Les désordres se font à froid et souvent c'est par hasard, peut-être à la suite d'un coup, que la tumeur du testicule est découverte par le malade. Elle lui est parfois révélée par le médecin qui la constate dans un examen général. Cette indolence particulière, cet envahissement sournois, faisaient dire à Ricord que « le chef de service devait plus surveiller les testicules de ses malades que ses malades ne les surveillaient eux-mêmes ».

Il n'est pas absolument rare de rencontrer des sarcocèles douloureux. A la vérité, c'est par son poids le plus souvent que gêne le testicule. Le malade accuse surtout un tiraillement désagréable au niveau du trajet inguinal et dans les lombes, une sensation de pesanteur que l'usage du suspensoir fait parfois disparaître. Nous avons ob-

---

1. FOURNIER, *loco citato*.

servé des cas où la souffrance était plus forte ; la
marche, les mouvements même réveillaient des
élancements qui de la glande gagnaient le cordon
et s'irradiaient dans l'aine et la racine de la cuisse.
Dans deux faits de M. Lejeal[1] ces douleurs sont
expressément notées. M. Lancereaux nous parle
d'un malade dont le testicule fut, pendant une
année environ, le siège d'élancements. Hélot et
Nélaton signalent des faits de ce genre. Aussi tout
en tenant un grand compte de l'indolence habituelle du sarcocèle syphilitique, nous ne devons
pas ignorer qu'il existe des exceptions nombreuses.

C'est ici que nous signalerons une variété
aperçue par Ricord, mais qui n'a pas encore été,
que nous sachions, l'objet d'une description spéciale. La syphilis peut prendre une allure aiguë
et c'est par une véritable orchite qu'elle débute.
Ricord[2] a vu un malade âgé de vingt-cinq ans
qui, trois ans après un chancre, est pris tout à
coup d'une douleur très vive au testicule droit
avec irradiations vers la région lombaire corres-
pondante et vives exacerbations pendant la nuit.
La glande tumifiée triple de volume en moins de
quinze jours ; elle est lourde, partout d'une égale
densité ; sa surface est lisse ; la pression occasionne
une grande souffrance. Des frictions mercurielles

1. LEJEAL, *Du Sarcocèle syphilitique*. Thèse de Paris, 1855.
2. RICORD, *Atlas iconographique*.

sur les bourses et des pilules de protoiodure suffirent pour amener, en moins d'un mois, la guérison complète.

M. Letenneur, de Nantes, nous cite[1] un marin
dont la syphilis débuta dans le testicule avec tous
les caractères d'une orchite aiguë. Or le malade
n'avait pas reçu de coup; il n'avait pas de blennorrhagie. D'ailleurs la castration fut faite et
l'examen pratiqué par M. Ranvier ne laissa aucun doute sur la nature de la tumeur. Dans un
autre cas, un homme de trente-quatre ans con-
tracte un chancre; au bout de deux mois les accidents secondaires éclatent. On institue le traitement syphilitique, mais d'une façon irrégulière.
Le cinquième mois des douleurs surviennent dans
le testicule, qui en deux ou trois jours double de
volume et bientôt présente tous les signes du sarcocèle scléreux.

Nous trouvons deux faits analogues dans les
cliniques de M. Duplay[2]. Ici encore douleur vive
dans la glande et gonflement rapide sans qu'on
puisse incriminer une autre cause que la syphilis.
Du reste la marche ultérieure de l'affection n'est
pas modifiée par ce début inflammatoire. Nous
citerons, comme exemple, l'une de ces observations où un homme de trente-deux ans est pris,
sans cause appréciable, de tuméfaction du testi-

1. LETENNEUR ET RANVIER, *Bulletin de la Soc. anat.* Juin 1862.
2. DUPLAY, *France médicale,* 1876, page 172.

2

cule gauche. En même temps qu'elle grossit, la glande devient douloureuse. Les souffrances sont vives ; elles s'irradient vers la cuisse et le pli de l'aine et leur intensité est telle, que le malade doit quitter le travail. Le scrotum est épaissi et rouge, comme dans l'orchite blennorrhagique. Tout contribue à donner au processus une allure franchement inflammatoire. C'est bien une orchi-épididymite aiguë d'origine syphilitique. Le malade avait eu un chancre infectant soigné à l'hôpital du Midi. Sous l'influence du traitement mixte, on vit, dès le troisième jour, la douleur disparaître et la tumeur diminuer jusqu'à parfaite guérison.

Dans son cas de syphilome prostatique avec infiltration des testicules, M. Reliquet nous dit : « Il y eut devant moi une véritable orchite du côté gauche, avec épanchement de sérosité dans la vaginale que je dus évacuer pour diminuer les douleurs, orchite qui laissa après elle une augmentation dans le volume de l'épididyme et du cordon. » Le malade fut suivi quatre mois par M. Reliquet. Pour lui, le diagnostic n'était pas douteux. Une éruption très caractérisée survint au cours de l'affection, et le traitement antisyphilitique ordinaire amena la guérison.

Nous ne pouvons donc que souscrire à ces quelques mots écrits par Ricord[1] au courant d'une

---

1. RICORD, *Atlas iconographique.*

observation que nous reproduisons dans ce travail : « Ordinairement insidieux dans ses débuts, lent dans sa marche, indolent dans sa nature, employant des mois et même des années à parcourir ses phases, le sarcocèle syphilitique n'attaque que partiellement un seul ou les deux testicules, mais il peut aussi affecter la glande dans sa totalité par une sorte de fluxion aiguë, d'où l'on peut admettre deux variétés de sarcocèle syphilitique, l'une aiguë et l'autre chronique. La première forme est le plus souvent accompagnée de douleurs directes ou sympathiques faciles à confondre avec celles que détermine l'orchite inflammatoire simple, si on ne tenait compte des conditions dans lesquelles la maladie est née. »

Cette rapide notion semble indiquer que Ricord avait vu plusieurs fois l'orchite syphilitique aiguë. Cependant nous n'en trouvons pas trace dans ses autres publications. L'histoire de cette variété est donc encore à faire. Les éléments n'en sont pas si rares, puisque nous avons pu réunir sept observations. De plus, dans nos interrogatoires cliniques, nous avons retrouvé plusieurs fois ce brusque début. Des malades nous ont assuré que leur testicule avait grossi tout à coup et au milieu de vives souffrances; au moment de notre examen il ne présentait plus que la forme classique et banale du sarcocèle scléro-gommeux.

Récemment encore, M. Reclus, dans le service

de M. Verneuil qu'il suppléait lors des congés de Pâques, a vu un syphilitique dont la glande offrait, au niveau du rete testis droit, un noyau scléreux très net. Sa forme et sa consistance étaient caractéristiques. L'épididyme était absolument intact. Quelques mois auparavant le testicule avait grossi subitement ; la peau était rouge, tuméfiée et de la glande les élancements douloureux s'irradiaient vers le cordon et les aines. Lorsque cette fluxion aiguë disparut, il restait, comme reliquat de la crise, cette induration du rete dont la nature syphilitique ne pouvait sembler douteuse.

Aussi pensons-nous, sans toutefois vouloir en exagérer la fréquence, que si l'infiltration scléro-gommeuse se dépose à froid le plus souvent, la syphilis peut procéder par envahissements rapides et débuter par un appareil aigu. M. Reclus[1] a décrit, pour la tuberculose génitale, une orchite d'allure franche d'abord et dont le processus s'éteint peu à peu pour donner naissance à la forme ordinaire. Nous croyons qu'il en est de même dans l'affection qui nous occupe. Elle a deux modes d'apparition et les faits que nous avons recueillis prouvent que la constatation de symptômes aigus ne doit pas suffire pour écarter l'idée d'un sarcocèle. Cette variété nouvelle doit être connue si l'on ne veut pas être exposé à l'erreur.

1. RECLUS, *Du tubercule du testicule et de l'orchite tuberculeuse.* Thèse de doctorat. Paris, 1876, page 86.

Quel que soit d'ailleurs le mode de début, qu'il soit aigu ou essentiellement chronique, la marche ultérieure de l'affection est la même. Le testicule revêtira bientôt les caractères que nous avons tracés. Le tableau clinique ne variera guère. Si le traitement n'intervient pas, les lésions restent stationnaires ou s'accroissent, souvent alors par poussées successives. On entend des malades raconter qu'une bourse, après avoir grossi une première fois, augmente de volume quelques mois, un an, plusieurs années après. Parfois rien n'explique cette aggression nouvelle ; mais souvent elle coïncide avec un réveil diathésique que rendent évident d'autres manifestations sur un point quelconque du corps.

Lorsque l'évolution n'est pas entravée par la thérapeutique, on assiste à une des trois terminaisons suivantes : atrophie, — ramollissement, — fistule ou apparition d'un fongus.

L'atrophie du testicule est lente. Les dépôts gommeux se résorbent ; les éléments nouveaux s'organisent en tissu cicatriciel qui étouffe les vaisseaux et les tubes séminifères. L'albuginée épaissie, attirée concentriquement par les travées scléreuses qui du rete divergent pour s'insérer sur la membrane d'enveloppe, se déprime et prend un aspect chagriné. La substance nouvelle se condense et, à la place de l'ancien parenchyme, on ne trouve plus que quelques noyaux de la grosseur d'un pois et d'une dureté cartilagineuse.

Curling [1] nous raconte « avoir trouvé à l'autopsie d'un homme qui, quelques années auparavant, avait souffert d'une maladie chronique des testicules, les deux organes très indurés. Sur tous les deux la substance tubuleuse était très amoindrie et remplacée par un tissu fibreux dense. A la partie supérieure du testicule droit il y avait un dépôt jaunâtre presque aussi compact que du cartilage ». On peut voir encore des lésions plus avancées, des testicules plus petits qu'une noisette. Mais on n'assiste guère aux étapes successives que parcourent ces altérations, car le traitement antisyphilitique, vigoureusement appliqué, arrête d'ordinaire le processus dans son évolution destructive.

Quant au ramollissement et à la suppuration des dépôts gommeux et à la production d'une fistule ou d'un fongus, leur importance clinique est telle, que nous allons les étudier dans deux paragraphes spéciaux.

1. Curling, *Traité pratique des maladies du testicule. (Orchite chronique.)* Traduit par Gosselin. 1857.

II

GOMME SUPPURÉE

Sur la glande déjà malade, on voit apparaître des symptômes nouveaux qui modifient singulièrement le tableau clinique. Tout à coup les bourses, jusqu'alors indolores, deviennent le siège de souffrances le plus souvent limitées, mais qui peuvent s'irradier vers le trajet inguinal, les aines ou la racine du membre inférieur. En même temps le testicule grossit par poussées successives; sa forme s'altère, et du bord antérieur de l'organe se détache une saillie du volume d'une noisette, qui pointe dans la vaginale et adhère aux enveloppes qu'elle soulève.

Pendant quelques jours, quelques semaines peut-être, ce sont là les seuls phénomènes. Puis le scrotum, œdémateux depuis la fusion des enveloppes et leur union au testicule, s'indure et rougit en un point limité au niveau de l'adhérence. La peau de couleur vineuse semble recouvrir une collection purulente; mais lorsqu'on palpe la nouvelle tumeur, loin de trouver de la fluctuation, les doigts sont arrêtés par des tissus de consistance cartilagineuse, lisses ou parsemés à leur base de ces petites saillies verruqueuses caractéristiques de la syphilis glandulaire. La pression y réveille des douleurs sourdes, moins vives que les douleurs spontanées dont nous avons signalé la fréquence.

Si le médecin n'est pas consulté ou s'il n'applique pas un traitement rigoureux, la tumeur, au bout d'un temps variable, se ramollit à son sommet. La peau, soulevée par une collection liquide, s'ulcère et, par cette perte de substance, s'échappe une matière puriforme, sorte de sérosité filante, mêlée à des grumeaux blanchâtres. L'écoulement se tarit bientôt et l'aspect de la gomme nous semble alors caractéristique :

Sur la partie antérieure du scrotum souvent épaissi et rigide, il s'est creusé une ulcération dont le diamètre variable dépasse rarement 3 ou 4 centimètres. Les bords violacés, décollés et taillés à pic circonscrivent une cavité déchiquetée en général et anfractueuse de 1 à 3 centimètres de profondeur. Les parois presque sèches, à peine humectées d'un liquide filant, surplombent cette sorte de cratère au fond duquel se montre une matière d'un jaune blanchâtre qui rappelle le bourbillon de l'anthrax, mais plus résistante et se détachant par fragments. Avec une pince on peut en saisir quelques lambeaux et on reconnaît la structure de la gomme, un tissu formé par l'enchevêtrement de travées fibreuses un peu transparentes et des amas de granulations jaunâtres. Quelquefois l'expulsion est active et la substance bourbillonneuse vient s'exprimer par une hernie de la grosseur d'un pois ou d'un haricot entre les lèvres de l'ulcère.

Cet état peut demeurer stationnaire. La gomme s'expulse lentement et derrière elle, peut-être, se déposent de nouveaux amas qui seront expulsés à leur tour. Toujours est-il qu'on ne connaît guère la cicatrisation spontanée. L'ulcère augmente, s'étend et livre parfois passage au fongus que nous étudierons bientôt. Le scrotum s'épaissit encore et prend même, dans certains cas, un aspect éléphantiasique, comme nous en citons trois exemples. Il n'y a point de tendance à la réparation. Si les bourgeons charnus exubèrent, ils ne s'organisent point pour combler la perte de substance. Mais lorsque le traitement antisyphilitique est prescrit, la substance gommeuse disparaît rapidement; la plaie se déterge, des granulations tapissent les parois et comblent le fond de l'ulcère qui vient affleurer les téguments. La perte de substance a disparu et l'on ne trouve plus qu'un cordon fibreux qui relie le testicule aux enveloppes scrotales. Ce cordon peut se résorber, et seule la cicatrice déprimée du scrotum témoigne des lésions qu'a provoquées le ramollissement de la gomme.

Telle est l'évolution la plus ordinaire de la gomme suppurée du testicule. Revenons mainte-

nant sur les symptômes que nous avons groupés
dans ce tableau clinique pour étudier, nos observations à la main, leur fréquence, leur valeur
relative et les variations qu'ils peuvent présenter.

La douleur le plus souvent est vive. Son acuité
contraste avec l'indolence de l'orchite interstitielle.
Sur nos 9 observations de gomme suppurée,
7 fois le malade accuse de la souffrance qui
peut être tellement intense, que le médecin est
consulté pour elle seule. Elle est alors contusive
ou lancinante, continue, parfois avec exacerbations nocturnes. Tantôt elle reste limitée à la
glande spermatique, tantôt elle s'irradie vers la
racine de la cuisse en suivant le trajet du cordon.
Dans d'autres cas, elle est faible et très suppor-
table et ne prend une certaine intensité que dans
les quelques jours qui précédent l'ulcération de
la peau et l'évacuation de la gomme.

Ce n'est pas, en effet, la présence de la gomme
dans le parenchyme glandulaire qui provoque cette
douleur. Le néoplasme, en envahissant le testicule, se dépose à froid. La souffrance est nulle
ou presque nulle tant que les phénomènes inflammatoires qui accompagnent le ramollissement
ne s'éveillent pas. C'est ainsi qu'elle n'est notée
ni dans notre première observation ni dans le cas
de M. Nepveu : les gommes n'avaient encore dé-
terminé aucun travail d'élimination. Mais lorsque
la masse caséeuse agit comme épine, lorsque les

tissus avoisinants s'échauffent, que le scrotum devient rouge et adhérent, la douleur, qui d'ordinaire accompagne les symptômes aigus, éclate dans la glande spermatique dont les dépôts gommeux étaient indolents jusqu'alors.

Un caractère important se retrouve dans tous nos faits : c'est un même siège pour l'ulcération. A ce point de vue nos observations paraissent calquées les unes sur les autres. Dans toutes, nous lisons qu'une bosselure irrégulière et de consistance élastique a pointé dans la cavité vaginale, soulevé les tuniques d'enveloppes œdémateuses, rouges et fusionnées par le travail d'inflammation. La tumeur s'est ouverte et la perte de substance est toujours placée au même lieu, en avant du testicule, à la partie antérieure du scrotum. Le plus souvent l'ulcération est spontanée; sous la pression de la collection puriforme qui s'accroît, les tissus enflammés se sphacèlent. Dans certains cas, quelque altération fortuite des enveloppes testiculaires est mise à profit, la ponction d'une hydrocèle, par exemple, ou une piqûre de sangsue. Quoi qu'il en soit, c'est en avant que la gomme s'évacue.

L'ulcère est d'une surface généralement peu étendue, si ce n'est lorsque deux ou trois ouvertures se joignent pour n'en former qu'une seule. Il gagne souvent en profondeur et, dans ce sens, peut mesurer jusqu'à 3 centimètres et davantage. Les tuniques d'enveloppe, hypertrophiées sous l'influence d'une inflammation chronique, augmentent d'autant la cavité. Le syphilome peut être superficiel, se développer à fleur d'albuginée ou dans l'épaisseur même de cette membrane. Dans d'autres cas, c'est en pleine substance séminifère, tout près du corps d'Higmore, que le néoplasme prend naissance : aussi son évacuation provoque-t-elle alors le creusement d'une véritable caverne.

L'expulsion de la substance gommeuse ne se fait pas toujours de la même façon. Parfois elle s'échappe de l'ouverture du scrotum en petits grumeaux délayés dans une assez grande quantité de sérosité filante, et au fond du cratère on aperçoit une masse jaunâtre que l'on retire avec une pince, ou qui s'exfolie, lentement entraînée par l'exsudation des liquides. Parfois, au contraire, lorsque la gomme est volumineuse ou que plusieurs gommes voisines communiquent et s'ouvrent les unes dans les autres, des masses abondantes viennent faire saillie à la surface de l'ulcère. Chaque jour une poussée nouvelle rejette au dehors un petit peloton semblable à de la filasse mouillée et formée par l'enchevêtrement de filaments grêles et friables. On pourrait croire au premier abord qu'il s'agit de tubes séminifères. Il n'en existe pas un seul : ce sont les traînées conjonctives de la trame gommeuse. Tandis que

les amas cellulaires se sont ramollis et dissous,
les fibres ont résisté et donnent au résidu cet
aspect caractéristique.

L'évolution de la gomme se fait souvent par
soubresaut. Rarement le néoplasme, formé dans
le testicule, provoque une inflammation de voisinage, se ramollit, ulcère les enveloppes et s'évacue sans coup férir. Une distinction cependant
est nécessaire. Nous avons jusqu'ici confondu
dans une même description les gommes dévelop-
pées en plein testicule et celles qui ont l'albuginée
ou l'épididyme pour siège. Il est probable que les
premières ne s'ouvrent qu'après une longue période de douleurs aiguës et d'alternatives de gonflement. Plusieurs de nos observations se rap-
portent évidemment à cette forme.

Il est vrai que certaines gommes s'enkysteront
dans le testicule ou se résorberont même sans
qu'aucun symptôme vienne en révéler la présence
au milieu de la glande. D'autres, qui dormaient
depuis longtemps, s'échauffent tout à coup sous
un prétexte quelconque : Le testicule devient
douloureux et grossit. Cet orage peut s'apaiser.
Ne voyons-nous pas dans quelques-uns de nos
faits que, à plusieurs reprises, il y a eu gonflement de la glande, souffrances vives, adhérences
même et rougeur et que, avec quelques grammes
d'iodure de potassium et quelques frictions mercurielles, tout s'est calmé jusqu'à nouvel ordre?

Notre troisième observation ne nous montre-t-elle pas une ulcération imminente? La tumeur est adhérente au scrotum enflammé. Le traitement suffit pour faire rétrocéder les accidents. Que de gommes suppurées en expectative ont dû être ainsi conjurées par un traitement précoce! C'est certainement à lui qu'il faut rapporter leur excessive rareté.

En dehors de cet épisode aigu, est-il quelque symptôme qui nous révèle plus particulièrement la gomme au milieu des tissus glandulaires ou dans l'épaisseur de l'albuginée? Il en existe peu : nous avons la forme banale du testicule syphilitique. Tout au plus l'existence de bosselures plus volumineuses sur un testicule plus gros permettrait-elle de soupçonner quelque foyer gommeux.

Après l'expulsion de la gomme, le diagnostic rétrospectif doit encore être plein d'incertitude. Le cordon fibreux, vestige de la fistule qui évacuait les derniers débris des masses mortifiées, peut se résorber progressivement et disparaître même en un temps très court, comme le démontre notre troisième observation. La cicatrice cutanée est un signe banal, de même qu'une dépression ou une saillie à la surface du testicule sera prise volontiers pour les altérations vulgaires de l'albuginite. Donc, après comme avant la suppuration, nous risquons fort de croire à une sclérose lorsque des dépôts gommeux sont ou ont

été l'altération principale. La clinique n'autorise
pas mieux que l'anatomie pathologique la sépara-
tion nette qu'on a voulu établir entre l'orchite interstitielle et l'orchite gommeuse.

Lorsque la tuméfaction survient sans douleur,
que le testicule et ses enveloppes adhèrent rapidement, que la peau rougit et s'ulcère, que quelques jours suffisent pour l'évacuation de l'abcès,
tout porte à croire qu'il s'agit alors d'une gomme
superficielle. Elle aura pris naissance soit dans
le tissu conjonctif extraglandulaire au niveau de
l'épididyme, soit dans l'épaisseur de la tunique
albuginée. Nous n'avons pas voulu scinder
notre étude. Mais il est certain que, dans deux
de nos observations, cette marche si simple a
coïncidé avec le peu de profondeur de l'ulcère.
Le bourbillon caractéristique était pour ainsi dire
à fleur de peau. Les observations de M. Reynier
appartiennent à cette forme peu douloureuse. Il
en est de même pour le malade de M. Vidal.

La série des faits que nous invoquons montre
que la marche de la gomme suppurée ne varie
guère. Chez un individu dont le testicule a tous
les caractères de la forme banale de la syphilis,
la glande gonfle et devient douloureuse. Si les phénomènes inflammatoires ne s'amendent pas, la
tumeur rouge et chaude, mais encore d'une dureté
cartilagineuse, ne tarde pas à se ramollir. En cinq
ou six semaines, il se fait une ulcération ; l'éva-

cuation de la gomme commence. A partir de ce moment, si le traitement efficace n'est pas institué, on assistera à une évolution d'une lenteur désespérante. Un liquide séreux peu abondant, mêlé à quelques détritus gommeux, s'écoulera de l'ulcère, dont les bords taillés à pic n'auront aucune tendance à la réparation. Hors de l'hôpital, sans iodure de potassium et sans mercure, la caverne persistera de longs mois : Stasato, notre pilote grec, avait sa plaie scrotale stationnaire depuis près de douze semaines.

Le traitement modifie très vite l'aspect des parties. Dès les premiers jours l'amélioration est constante. Ainsi, dans le cas que nous venons de rappeler, l'ulcère était absolument atonique. On prescrit l'iodure et le mercure. Dès le lendemain les bords se recollent, le fond se déterge, les bourgeons charnus apparaissent et au bout de 48 heures, sous les yeux de notre dessinateur, la solution de continuité des téguments avait diminué de moitié. En quelques jours la guérison était complète. — Lorsque la gomme est déjà enflammée et ramollie, le traitement n'empêche pas toujours la suppuration. Dans notre cinquième observation[1], on voit en effet que l'iodure rend au testicule sclérosé une partie de sa souplesse, mais que la tumeur gommeuse n'en continue pas moins son

1. TERRILLON, *Progrès médical,* 2 février 1878.

évolution; elle devient fluctuante et on l'ouvre au thermo-cautère.

Pour entretenir ces intarissables suppurations, il est probable qu'à une gomme vidée succède une autre gomme. C'est ainsi que la glande tout entière finit par se fondre, ne laissant au fond des bourses flasques qu'une sorte de moignon suspendu au cordon spermatique. Mais il peut aussi se faire qu'une partie du testicule demeure indemne.

Lorsque la substance mortifiée a été expulsée, les bourgeons charnus n'ont pas assez de vitalité pour combler la caverne et une fistule borgne persiste un temps indéterminé. Nous en trouvons dans les auteurs quelques exemples remarquables. Une planche de l'*Iconographie* de Ricord nous montre un trajet consécutif à l'évacuation d'une gomme périépididymaire et l'observation publiée par M. Berthole [1] est restée célèbre. Parfois au contraire l'exubérance des bourgeons charnus est telle, qu'ils émergent par l'orifice, débordent sur les côtés et constituent un champignon, une des variétés du fongus syphilitique dont nous allons maintenant faire la description.

1. Berthole, *Union médicale*. 1868.

III

FONGUS SYPHILITIQUE

Nous entendons par fongus du testicule une masse rougeâtre et bourgeonnante qui fait hernie à travers les enveloppes scrotales ulcérées. Une définition était peut-être nécessaire; car il nous semble qu'on a abusé de ce mot. Au musée Saint-Louis, on voit catalogué sous le titre de fongus, une ulcération des enveloppes scrotales et la dénudation d'une certaine étendue de la surface glandulaire, mais sans la moindre saillie végétante au dehors. N'a-t-on pas encore appelé fongus l'expulsion des tubes séminifères hors de l'albuginée?

Nos précédentes descriptions facilitent notre tâche. Une gomme de l'albuginée ou du parenchyme glandulaire a, dans ses poussées successives, provoqué des adhérences entre le testicule et ses enveloppes. Celles-ci s'enflamment et s'ulcèrent. Deux cas peuvent alors se présenter :

Ou bien tout ou partie de la glande entourée de son albuginée s'échappe par cet orifice; celle-ci bourgeonne et nous avons une première variété de fongus, le *fongus superficiel;* — ou bien la glande reste dans sa cavité, l'albuginée et les téguments se sont ouverts pour l'évacuation d'un dépôt caséeux ramolli, après quoi, des travées fibreuses du testicule ou de la membrane d'enkystement de la gomme s'élèvent des granulations dont la végétation exubérante remplit d'abord la petite caverne, puis franchit en s'étranglant l'orifice cutané pour s'étaler sur le scrotum en masse champignonneuse, et constitue ainsi notre seconde variété de fongus, le *fongus profond.*

Nous n'admettrons pas une troisième variété qui a cependant pour elle Astley Cooper, Jarjavay[1], et que M. Fournier appuie de sa grande autorité. La tunique albuginée s'ulcère, nous dit Curling, et « le produit accidentel pousse peu à peu au dehors la substance tubuleuse qui forme une tumeur saillante, constituée par un mélange de tubes séminifères, de matière jaune et de bourgeons charnus. La hernie de la substance tubuleuse est parfois tellement considérable, qu'il en reste à peine dans l'intérieur de la tunique albuginée ». Pour M. Fournier[2] « le fongus ne serait rien autre qu'une gomme testiculaire expulsée des bourses ». M. Marc Sée[3], dans un mémoire extrêmement intéressant, nous semble accepter cette opinion.

---

1. Jarjavay, *Mémoire sur le fongus bénin superficiel.*
2. Fournier, *loco citato.*
3. Marc Sée, *Double fongus syphilitique des testicules.* (*Guzette hebd. de médecine et de chirurgie.* Paris, 1879.)

Notre conception du fongus est tout autre. Les bourgeons charnus, dont l'exubérance constitue cette tumeur nouvelle, ce granulome, comme on l'a nommée, ne sauraient prendre naissance sur des dépôts caséeux. La gomme est une substance morte, d'où ne peut naître aucun tissu, quelque élémentaire qu'on le suppose. Quant aux tubes séminifères qui viendraient apparaître à l'orifice de l'albuginée, ce n'est pas sur un sol pareil qu'ils pourraient s'enraciner. Aussi, pour nous, le fongus n'est pas une « gomme expulsée »; tout au contraire, il commence seulement lorsque l'expulsion de la gomme est terminée. C'est après l'évacuation d'un foyer ramolli que, des travées fibreuses environnantes ou des parois d'enkystement, s'élèvent les granulations dont la masse constitue le fongus.

Quelques observations personnelles ou recueillies dans les auteurs nous serviront à établir notre manière de voir et à montrer que toute cette question ne présente, en somme, aucune difficulté. Elle se résume dans l'étude des deux formes distinctes : le fongus superficiel et le fongus profond.

Voyons le *fongus superficiel*. Un cocher de 27 ans, syphilitique depuis 1876, voit, au mois d'avril 1880, son testicule droit se tuméfier. En juillet, le gauche était atteint. Des frictions mercurielles procurent une guérison presque complète;

le malade cesse tout traitement. Le gonflement reparaît ; les bourses douloureuses s'enflamment et s'ulcèrent. Le 24 février 1881, lorsque le malade se présente à notre examen, nous constatons du côté droit un énorme sarcocèle scléro-gommeux enveloppé dans des tuniques intactes. A gauche, la glande est aussi envahie dans sa totalité. Une gomme superficielle, dont le siège évident est l'albuginée, s'est ramollie ; la peau adhérente s'est ulcérée en trois points et par chaque orifice s'écoule de la matière puriforme. La peau violacée qui sépare les trois solutions de continuité se sphacèle sous nos yeux, et par cette large ouverture le testicule est mis à nu.

C'est bien dans l'albuginée que s'est développée la gomme. Elle apparaît avec son tissu blanchâtre qui se désagrège par fragments feuilletés. Les couches superficielles noircissent et se détachent. Le fongus n'est pas encore formé ; la masse glandulaire ne fait pas saillie hors du scrotum. Mais peu à peu la peau se rétracte et glisse sur le testicule, qui émerge de plus en plus jusqu'à ce que les enveloppes dépassent son plus grand diamètre. Elles viennent en arrière de lui étreindre l'épididyme et le cordon.

Déjà, sur le pourtour de la gomme, l'albuginée végète et des bourgeons agglomérés proéminent en divers points. Enfin le tissu mortifié s'élimine. Çà et là naissent, en soulevant encore quelques débris caséeux, de rares granulations qui bientôt se multiplient et sur la surface détergée s'organisent des fongosités exubérantes. Notre première variété est constituée.

Cependant le traitement ioduré a déjà provoqué une amélioration. Le testicule droit est devenu plus souple; le gauche diminue un peu de volume. L'ouverture du scrotum, qui formait en arrière un anneau mobile autour du pédicule, adhère maintenant aux tissus. Les bords granulent et ses bourgeons charnus, se continuant avec ceux qui recouvrent le testicule, forment une membrane végétante continue dont la surface diminue, se rétracte et attire concentriquement les enveloppes scrotales. C'est ainsi que la glande s'entoure de nouveau de ses tuniques. Au bout de trois mois il ne reste plus, comme vestige de cette hernie de l'organe et de cette végétation de l'albuginée, qu'une cicatrice de la peau et une adhérence de la face profonde de cette cicatrice avec le testicule. A ce moment s'arrête notre observation.

Nous venons de décrire la forme extrême du fongus superficiel, celle où le testicule hernié et son albuginée végétante constituent le fongus. C'est la variété si bien décrite par Deville qui, trop exclusif, n'admettait qu'elle seule [1]. Mais le fongus superficiel peut encore exister sans l'issue de la

---

1. Deville, *Moniteur des hôpitaux.* 1853.

glande hors des bourses. La gomme de l'albuginée s'élimine alors par une perte de substance de moindre étendue ; puis des couches profondes de la membrane s'élèvent des bourgeons qui, après avoir franchi l'orifice cutané, s'épanouissent sur les téguments. Les lames externes de l'albuginée sont détruites ; mais il en reste au-dessous ; du moins la glande ne semble pas ouverte, tant les lésions sont superficielles.

L'évolution clinique à laquelle nous avons assisté nous paraît mettre hors de doute la nature et la pathogénie de notre première variété de fongus superficiel, celle où le testicule tout entier fait hernie et se recouvre de bourgeons charnus. Nous allons établir encore la réalité de notre deuxième variété de fongus superficiel, celle où la masse bourgeonnante est formée par la végétation d'une partie circonscrite de l'albuginée mise à nu par l'ulcération du scrotum.

On trouve dans les *Bulletins de la Société anatomique* de décembre 1867, une observation de M. A. Guérin rapportée par M. Olivier. Nous laissons de côté toute la partie clinique, la tuméfaction des bourses, l'adhérence des téguments, leur ulcération, l'écoulement de pus et l'apparition d'une tumeur rougeâtre à travers la perte de substance.

On se décide à faire la castration de cette tumeur « comparable à un morceau de viande », et voici ce que la dissection permet de reconnaître :

La totalité de la tumeur représente assez bien le
volume d'un œuf de dinde. Elle est divisée en
deux portions par un sillon bien marqué dans lequel s'insère le scrotum. La portion antérieure
est formée par une partie du testicule dont quelques cloisons sont légèrement hypertrophiées.
Le testicule est enveloppé, du reste, de sa tunique
albuginée qui est devenue granuleuse et ses végétations forment le fongus. La deuxième portion,
recouverte par le scrotum, est irrégulière ; à la
coupe on trouve du tissu fibreux et des dépôts de
matière blanchâtre. Dans l'épididyme on reconnaît
encore la substance normale, mais infiltrée de
granulations jaunâtres.

Une pièce de M. Letenneur, de Nantes, présentée à la Société anatomique par M. Ranvier au
mois de juin 1862, nous offre des caractères analogues. Le fongus est constitué, en allant de la
périphérie au centre, d'abord par une masse végétante qui forme les 4/5 de la portion herniée.
Au-dessous et servant de base aux bourgeons
charnus, on rencontre un tissu fibreux très épais
dû à l'entrelacement de faisceaux conjonctifs et de
fibres élastiques semés d'un grand nombre d'éléments fibro-plastiques. Enfin plus profondément
encore, on trouve un noyau gros comme une
amande avec tous les caractères du parenchyme :
les canalicules spermatiques ont une structure
presque normale. Quant à la partie intra-scrotale,

elle contient des lobules allongés, séparés les
unes des autres par du tissu fibreux de faible résistance ; de ces lobules les uns sont opaques et
granuleux ; d'autres ont un aspect fibullaire ;
quelques-uns sont un peu translucides.

Cette forme de fongus n'emprunte rien de particulier à la syphilis. Toutes les causes qui provo-
quent l'ulcération des téguments et, par conséquent, favorisent l'issue du testicule hors des
bourses ou du moins la mise à nu d'une partie de
l'albuginée, peuvent, à ces conditions, déterminer l'apparition de masses végétantes. Le fongus
en lui-même ne diffère en aucun cas ; seules
les lésions du parenchyme sont autres. Récemm-
ment, tandis que nous observions à l'hôpital Saint-
Louis le fongus syphilitique superficiel dont nous
avons donné plus haut la description, nous pouvions voir un fongus tuberculeux des plus nets
qui figure, du reste, au musée pathologique de cet
hôpital, catalogué sous le numéro 753. La castration a été pratiquée. Les bourgeons s'étaient dé-
veloppés sur l'albuginée qui entourait une substance glandulaire infiltrée de tubercules et de
masses caséeuses.

Notre seconde forme, le *fongus profond* ou
parenchymateux, naît de l'épaisseur même de la
glande. Ici l'albuginée est ouverte, comme les
enveloppes scrotales, et c'est par cette double

perte de substance que passent les bourgeons pour s'épanouir à l'extérieur. Ce mécanisme est très simple. Une gomme testiculaire est expulsée selon le mode ordinaire. L'évacuation terminée, le tissu fibreux qui, dans certains cas, est une véritable membrane d'enkystement, se trouve à nu. Il prolifère, bourgeonne et la masse végétante, après avoir comblé la caverne, s'échappe au dehors et le fongus est constitué. Il se peut, d'ailleurs, que par suite d'une infiltration totale le testicule entier se mortifie ; il régresse en une substance puriforme qui se vide comme un abcès après ouverture de la peau. C'est alors de la surface interne des vestiges de l'albuginée que naissent les granulations du fongus.

En 1875, M. Reclus a observé un cas de ce genre dans le service de M. Léon Labbé, à la Pitié. Il s'agit d'un plombier qui eut une première poussée d'orchite syphilitique en 1871. La peau du scrotum adhérente aux parties profondes rougit ; un abcès proémine et s'ouvre en donnant issue à une grande quantité de matière puriforme. Bientôt par l'orifice apparaît une petite tumeur qui peu à peu s'épanouit sur les téguments en une masse irrégulière, tomenteuse, rougeâtre, sauf en certains points grisâtres et comme sphacélés. Elle est du volume d'une grosse noix, unie aux parties intra-scrotales par un pédicule qui pénètre à travers les enveloppes.

On institue le traitement. Sous son influence et dès le cinquième jour, le scrotum, siège jusque-là d'un véritable œdème chronique, est moins rouge, plus souple et l'on peut explorer facilement les vestiges de la glande. Elle se transforme en une masse qui va toujours en se ratatinant, et lorsque, grâce à l'iodure de potassium, le fongus s'est affaissé et que les bourgeons, devenus plus serrés et plus vivants, ont fait de la masse végétante une membrane granuleuse de niveau avec les téguments des bourses, on ne sent plus dans la vaginale qu'un petit moignon de la grosseur d'un pois et adhérent à la cicatrice. Il échapperait à un examen superficiel.

L'exposé de ces observations contient toute notre description. On connaît donc l'aspect du fongus et ses différentes formes. Nous ajouterons que la masse est absolument indolente et qu'on peut l'abraser sans provoquer de souffrances. Dans l'observation de M. Marc Sée, on voit que le malade imagina d'étreindre la base de sa tumeur avec une ficelle pour en amener la chute. La surface du fongus est parfois saignante, mais ne donne guère lieu à de véritables hémorrhagies ; les bourgeons sont rougeâtres, flasques et mous.

Enfin nous insisterons sur un épaississement spécial des téguments qui, autour du fongus et parfois même dans une assez grande étendue, prennent un aspect éléphantiasique. Dans le fait de M. Marc Sée[1], toute la partie antérieure du scrotum était rouge, tuméfiée et infiltrée de lymphe plastique. Le cas de M. Reclus nous montre ce genre de lésion plus accentué encore. On constatait un véritable œdème chronique et même de grandes traînées rougeâtres et cicatricielles dont l'une étranglait la demi-circonférence inférieure de la verge et gênait la circulation.

1. Marc Sée, *loco citato*.

CHAPITRE II

Les aspects que revêt la syphilis de la glande
spermatique sont trop variés pour qu'on puisse
faire en bloc un diagnostic de ses diverses formes.
Entre une plaque d'albuginite et une fistule scrotale, vestige d'une gomme évacuée, les dissem-
blances sont telles, qu'aucun lieu commun, en
dehors de la cause originelle, ne les réunit. Il
nous faut donc suivre les accidents à travers leur
évolution et montrer les caractères qui, à chaque
période, nous permettent d'asseoir notre juge-
ment sur les bases les moins précaires. Nous ver-
rons d'abord avec quelles affections pourrait être
confondue la forme scléro-gommeuse d'allure inflammatoire et nous étudierons la forme ordinaire,
en distinguant les cas où l'infiltration envahit le
testicule seul ou le testicule et l'épididyme en
même temps.

Nous ferons ensuite le diagnostic différentiel de
la gomme ramollie et sur le point, après adhé-

rences, de se vider au dehors. Enfin nous aurons
la série des terminaisons de la forme scléro-gommeuse suppurée et non suppurée : l'atrophie de
la glande, le fongus, et les fistules qui, pour être
rares, n'en existent pas moins. On devra savoir
reconnaître la nature de ces altérations, car, de
la détermination exacte de l'étiologie, découleront
des indications précises pour le traitement.

I

L'avenir nous démontrera si l'orchite syphilitique à début inflammatoire est aussi rare que le
ferait supposer le silence des auteurs. Toujours
est-il que parfois la glande devient tout à coup le
siège de douleurs vives, fixes ou irradiées vers
l'aine ou la région lombaire. La moindre pression
sur les bourses réveille les souffrances. Les enveloppes scrotales peuvent même être tuméfiées.
En tout cas le testicule double ou triple de volume
dans l'espace de quelques jours. Il n'existe point
d'uréthrite ; le canal est sain. Le malade n'a point
reçu de coup et n'est, en dehors de la syphilis,
atteint d'aucun diathèse : pas de rhumatisme et
pas de tuberculose. Un interrogatoire précis, un
examen minutieux auront établi tous ces points.
On se trouve donc en présence d'une orchite aiguë
ou subaiguë que seule la syphilis peut expliquer.

Jusqu'à ce que la réalité de ce début soit réellement admise, il n'y aura de possible.qu'un diagnostic par exclusion. Lorsqu'on aura parcouru inutilement la gamme de toutes les causes qui peuvent provoquer l'orchite : la blennorrhagie d'abord, et les mauvais états du canal, tels que le rétrécissement ou le traumatisme, puis les maladies générales telles que les oreillons, le rhumatisme, la tuberculose, le décours d'une fièvre grave, on sera bien contraint d'accepter la causalité de la syphilis manifeste en d'autres points du corps et prouvée par l'existence de quelque autre accident. Le doute d'ailleurs ne serait pas de longue durée. Bientôt la fluxion disparaîtra et les signes de la forme banale viendront juger le diagnostic. N'en est-il pas de même pour l'orchite tuberculeuse aiguë? D'abord on la soupçonne; son évolution seule dissipe les incertitudes.

Cependant il est une particularité qui peut guider le diagnostic dans ce groupe des orchites à marche aiguë. L'inflammation n'envahit pas et comme au hasard la glande tout entière ou les deux parties qui la composent. La blennorrhagie, les uréthrites de nature quelconque retentissent d'abord sur l'épididyme. Le testicule et la vaginale peuvent ne pas être pris, ou ils ne le sont que consécutivement et avec une moindre intensité. Au contraire les violences extérieures, les oreillons, le rhumatisme, les fièvres graves et la syphilis retentissent sur le testicule. C'est lui qui est atteint le plus violemment. L'épididyme, s'il n'échappe pas à ce processus, ne se tuméfie que plus tard. On comprend tout le parti que le clinicien tirera de cette marche successive en sens inverse dans ces deux séries d'affections. D'ailleurs, la poussée inflammatoire est fugace et la tumeur qu'elle laisse après elle prend bien vite la marche indolente et froide de la forme scléro-gommeuse ordinaire. Le diagnostic alors s'établira de lui-même.

Nous nous sommes déjà expliqué sur l'épididymite secondaire. Nous ne croyons pas devoir en faire une variété spéciale. Cependant, dans certains cas l'épididyme semble avoir été seul atteint. Il nous faut tenir compte de ces cas et savoir les distinguer au besoin des affections qui peuvent alors en imposer, les noyaux tuberculeux et ces indurations chroniques de la queue de l'épididyme, reliquat de quelque ancienne uréthrite propagée jusqu'à la glande séminale.

Les masses tuberculeuses sont moins nettes, moins isolées, à contours plus indécis que celles du syphilome, qui donnent la sensation d'un pois sec, d'un haricot inséré au milieu du tissu sain. Les dépôts caséeux envahissent tout un segment de l'organe, la queue, la tête ou le corps. Leur consistance, moins ferme, n'a pas la dureté élastique des noyaux produits par la syphilis. Heu-

reusement que, au-dessus de ces distinctions sub-
tiles dont quelques-unes sont d'une délicatesse
telle qu'elles perdent de leur valeur au lit du malade, il y a les antécédents du sujet, son état actuel et les manifestations anciennes ou conco-
mitantes de la vérole ou de la scrofule en d'autres points de l'économie.

Il nous semble relativement facile de reconnaître la nature des indurations fibreuses laissées
dans la queue de l'épididyme par les inflamma-
tions qu'ont provoquées la blennorrhagie, l'uréthrite simple et le rétrécissement. Depuis que notre
attention est fixée sur ce petit point, nous avons
constaté l'exactitude de ce que M. Reclus écri-
vait en 1876[1]. Ce qui caractérise ces vestiges
d'une épididymite d'origine uréthrale, c'est que
« on peut suivre nettement les contours de l'anse
formée par la réflexion de la queue de l'épididyme.
On sent avec la plus grande facilité la dépression
que cette anse circonscrit; la sensation que l'on
éprouve rappelle celle que donne à la pulpe du
doigt l'exploration du museau de tanche. » Rien
de semblable ne s'observe dans la syphilis ni dans
la tuberculose. Elles englobent dans une masse
compacte les flexuosités de la queue de l'épididyme.

La forme scléro-gommeuse non suppurée, lors-

---

1. RECLUS, *loco citato*.

qu'elle se présente avec le cortège de ses caractères habituels, se reconnaît sans difficulté. Il y a
là des signes positifs et l'on va droit dans son
examen sans avoir recours à l'humiliant procédé
du diagnostic par exclusion que nécessite trop
souvent l'obscure complexité de certaine tumeur
du testicule. Les bourses, dont les téguments sont
en général souples, surtout lorsqu'une hydrocèle
les distend, sont d'un volume plus considérable.
Dans la vaginale, on sent la glande tuméfiée de la
grosseur d'un petit œuf de poule. Il est difficile de
distinguer le testicule proprement dit de l'épididyme. Ces deux parties semblent fusionnées. Parfois l'albuginée est lisse ; mais parfois on reconnaît les plaques de consistance cartilagineuse qui
la blindent, ou les petites saillies hémisphériques
comme des moitiés de pois sec ou comme des
grains de plomb enchâssés. Les altérations sont
le plus souvent bilatérales. La glande est d'une
dureté ligneuse et on la « manie », on la presse
même avec énergie sans réveiller la moindre douleur.

Ces caractères sont suffisants pour établir le
diagnostic. Dans des cas semblables, il ne serait
même pas besoin de recourir aux deux moyens
de contrôles primordiaux, l'existence d'accidents
syphilitiques actuels ou antérieurs et l'efficacité
du traitement par le mercure et l'iodure de potassium. Mais le tableau clinique est rarement aussi

net. Bien des traits font défaut ; d'autres, qui sont étrangers à la vérole, se surajoutent, et c'est alors que les hésitations commencent. Le sarcocèle scléro-gommeux peut être confondu avec la plupart des tumeurs du testicule : la tuberculose, les diverses variétés du cancer et l'hématocèle.

La tuberculose génitale s'affirme en général par des signes trop caractéristiques pour que l'erreur puisse être commise. Le doute ne pourrait s'élever que si les antécédents syphilitiques faisaient défaut, et si le malade affaibli et cachectique était atteint de quelque déchéance organique profonde. Encore faudrait-il que l'épididyme fût infiltré au même degré que le testicule ; que l'albuginée lisse, sans plaques et sans saillies fibreuses, fût soulevée par les bosselures de la gomme. Alors l'absence de tuméfaction prostatique, la dureté ligneuse de la glande et surtout son indolence singulière, la fusion des deux portions de la glande, les altérations plus marquées dans le testicule proprement dit et enfin la conservation relative des fonctions génitales permettraient de reconnaître la nature syphilitique de la tumeur. Enfin un traitement mixte énergique, des frictions mercurielles, de hautes doses d'iodure de potassium, jugeraient en peu de jours la question.

Les difficultés sont autrement sérieuses lorsqu'il s'agit d'une tumeur maligne. On insistait beaucoup autrefois sur la bilatéralité de la tumeur.

Le sarcocèle syphilitique, disait-on, est souvent double ; le cancer n'envahit jamais qu'une seule glande. Certainement, ce signe a de la valeur. Mais, d'une part, l'orchite scléro-gommeuse n'atteint parfois qu'un testicule et, d'autre part, il est une dégénérescence, dont la détermination histologique a été faite par M. Malassez et dont nous devons une bonne étude clinique à MM. Monod et Terrillon [1], — le lymphadénome, qui peut infiltrer à la fois ou séparément les deux glandes spermatiques. Si nous ajoutons qu'il frappe de préférence le testicule, épargne l'épididyme, on comprendra qu'une confusion puisse devenir possible.

Cependant, par cela seul qu'on connaît l'existence du lymphadénome et la possibilité de l'envahissement bilatéral, bien des chances d'erreur disparaissent. Car la néoformation n'a pas la dureté caractéristique de l'orchite scléro-gommeuse ; l'albuginée n'est point recouverte de productions fibreuses ; il n'y a pas l'indolence du syphilome ; les accidents propres à la vérole font défaut ; enfin le traitement ioduré prescrit selon les règles est inefficace.

Nous ajouterons une particularité sur laquelle insiste vivement M. Trélat : Le malade, outre la tumeur du testicule, offre souvent en un point

1. MONOD ET TERRILLON, *Contribution à l'étude du lymphadénome du testicule.* Paris, 1880.

quelconque du corps une autre tumeur lympha-
dénique. Pour ne pas la méconnaître, un examen
attentif est nécessaire. « Vous êtes en présence
d'un malade vigoureux qui vous consulte pour
une tumeur bien circonscrite, et si, par hasard,
vous lui trouvez, sur un autre point du corps,
quelque autre petite grosseur, vous apprenez
qu'elle n'a ni histoire, ni manifestation ; le malade ne s'en doute pas ; elle ne lui fait ni mal ni
gêne, et elle est si petite ! Quelque obscur petit
lipôme, sans doute ! Vous passez outre et votre
diagnostic est perdu. »

Malgré les caractères parfois si nets du sarcocèle, malgré les indications que peuvent fournir
les manifestations actuelles ou récentes de la
vérole, malgré le recours ordinaire au traitement
ioduré, véritable pierre de touche de l'orchite
scléro-gommeuse, les éléments du diagnostic
sont encore bien précaires, puisque tant d'erreurs
ont été commises. On ne compte plus les castra-
tions pratiquées pour un cancer, alors qu'il s'a-
gissait d'une tumeur syphilitique. Nous ne parle-
rons pas des anciens chirurgiens, car peut-être
dirait-on qu'autrefois les tumeurs des testicules
étaient fort obscures ; mais nous avons vu s'y
tromper à notre époque M. Verneuil lui-même,
un de nos syphiliographes les plus habiles, qui
pense, avec raison, que « autant il est toujours facile, les pièces en main, de reconnaître le testicule

syphilitique, autant il est difficile, dans certains cas, de le diagnostiquer sur le vivant [1] ». Récemment, nous avons examiné dans le service de M. Vidal, à Saint-Louis, un malade dont l'une des glandes spermatiques avait été amputée comme atteinte de sarcome. C'était pourtant la syphilis qui était en cause. Le testicule scléreux qui lui restait en était le vivant témoignage.

D'habitude, la palpation de la glande fournit des signes précieux. Les tumeurs malignes du testicule sont moins dures. Elles n'ont pas cette résistance ligneuse caractéristique, ces fines saillies qui hérissent l'albuginée. Lorsqu'il s'agit de tumeur mixte, quelque noyau d'enchondrome pourrait en imposer. Mais à côté des parties dures s'en trouvent de beaucoup plus molles. Puis la marche de l'affection n'est pas la même; l'accroissement que prend le cancer est plus rapide. Il y a souvent des élancements douloureux, une cachexie plus profonde. Enfin, il est rare qu'un traitement rigoureux ne modifie pas promptement la glande, si on a vraiment affaire à la syphilis. Les tissus deviennent plus souples; ils reprennent leur sensibilité spéciale et le diagnostic est établi.

Même difficulté pour l'hématocèle, des tumeurs du testicule celle qui réserve peut-être les plus grandes surprises. Ses infinies variétés de forme,

1. Verneuil, *Société de chirurgie.* 1878.

de volume ou de consistance, la rapprochent parfois des affections les plus dissemblables, et il est
des cas où l'incision exploratrice a seule levé tous
les doutes. Cette incision n'est pas toujours inno-
cente. Il faudra la faire avec les précautions antise-
ptiques les plus minutieuses, si tout autre moyen
de diagnostic est demeuré inefficace. Une recherche attentive des accidents syphilitiques et l'emploi du traitement mixte ne seront jamais négligés.

On le voit, lorsque quelques-uns des caractères propres à l'orchite scléro-gommeuse font
défaut, il est malaisé de conclure avec certitude.
Il faut alors passer en revue la plupart des tumeurs du testicule de marche chronique et, au
lieu d'arriver directement au diagnostic, on prend
un chemin détourné, peu certain, dont le jalon
le moins infidèle est encore « l'exploration par
l'iodure de potassium ». Ajoutons qu'il sera toujours permis, lorsqu'une hydrocèle abondante
rendra difficile l'examen de la glande, d'évacuer
le liquide par une ponction préalable.

L'atrophie est la terminaison habituelle du ser-
cocèle lorsqu'une intervention opportune n'a pas
arrêté le processus cicatriciel de l'orchite scléro-
gommeuse. Est-il possible, lorsqu'on se trouve
en présence d'une lésion semblable, de reconsti-
tuer son histoire et de déterminer son origine? Oui
dans un certain nombre de cas. Le testicule
acquiert en effet une dureté caractéristique; on

dirait un noyau fibreux appendu au canal déférent et perdu dans des bourses trop larges. Der-
nièrement nous avons vu chez un malade de l'hôpital de la Charité une glande de la grosseur
d'une petite noisette et d'une grande résistance.
Sur la cuisse on retrouvait les stigmates d'une
vérole ancienne. M. Parrot n'hésita point à porter
le diagnostic de syphilis congénitale. M. Fournier fut du même avis. En général, les atrophies
consécutives au traumatisme, à la métastase des
oreillons, au rhumatisme, au varicocèle, ne s'accompagnent pas d'une semblable dureté ; au lieu
d'être déprimée par des travées cicatricielles,
l'albuginée est comme ridée sur son contenu
atrophié.

II

La gomme suppurée du testicule a dû être confondue bien souvent avec la tuberculose de cette
glande. L'erreur était d'autant plus facile que des
syphiliographes tels que Ricord niaient résolument la suppuration des testicules syphilitiques ; et que d'autres, comme M. Fournier et
comme M. Gosselin, avouaient ne pas connaître
d'exemple de ramollissement et d'évacuation du
foyer caséeux. Cependant, nous croyons que le
diagnostic est possible et qu'il est même assez
facile, du moins dans la majorité des cas.

Lorsqu'un gros testicule, indolore jusqu'alors,
devient le siège de souffrances vives, qu'une bosselure, formée vers la partie antérieure, adhère
aux téguments rougis et enflammés, qu'une ulcération se fait par où s'échapperont, avec un
peu de matière puriforme, des masses jaunâtres
semblables à de la filasse mouillée ou au bourbillon de l'anthrax, il ne serait plus besoin à la ri-
gueur de rechercher les antécédents du malade
et d'éprouver par le contrôle du traitement la
certitude du diagnostic. Ce simple examen suffi-
rait ; c'est bien d'une gomme suppurée qu'il
s'agit.

Tout autre, en effet, est l'évolution de la tuberculose génitale. D'abord, si le gonflement de la
glande n'est pas tel qu'une analyse de ses parties constituantes soit encore possible, on trouvera
que le maximum des lésions existe dans l'épididyme. Or, pour la gomme syphilitique, les altérations siègent surtout dans le testicule, et l'épididyme, lorsqu'il est pris, l'est en général beaucoup
moins. L'adhérence des téguments, leur inflammation et la perte de substance consécutive ne
se font que fort rarement en avant du scrotum
dans la tuberculose : lorsqu'une fistule s'ouvre en
ce point, on en compte déjà plusieurs en arrière
et en bas au niveau de l'épididyme. C'est encore
là un signe important, car, d'après nos observations, la gomme s'évacue par un orifice corres-

pondant au bord antérieur du testicule. Nous ne prétendons pas affirmer qu'on n'a pas rencontré ou qu'on ne rencontrera pas de fistule syphilitique ouverte en arrière ; mais ces faits demeureront exceptionnels.

Du reste, la matière puriforme du foyer tuberculeux n'a rien de commun avec le bourbillon du syphilome. Parfois, au début, elle est d'apparence phlegmoneuse, puis devient plus séreuse et entraîne avec elle de petits grumeaux qui s'écrasent facilement. En quoi cette substance ressemble-t-elle aux filaments enchevêtrés de la gomme, qu'on ne saurait mieux comparer, avons-nous dit, qu'à de petits pelotons de filasse mouillée? Il est vrai que lorsque l'évacuation est complète, on ne peut plus compter sur ce signe pour établir le diagnostic. Mais des bourgeons charnus, en se développant, donnent naissance à un fongus dont nous avons déjà indiqué les caractères.

Ces signes seront en général suffisants. L'examen des organes génitaux, la recherche de la diathèse, le traitement antisyphilitique, viendront confirmer ou infirmer le diagnostic. Dans la syphilis le cordon et la prostate sont exceptionnellement atteints. Au contraire, rien n'est plus fréquent que leur altération dans la tuberculose. Parfois même l'appareil urinaire est infiltré et sa dégénérescence se révélera par des symptômes qui rendront plus nets les traits du tableau. Les onctions mercurielles, l'emplâtre de Vigo, l'iodure de potassium à haute dose, amèneront une cicatrisation prompte, tandis que ces substances demeureront à peu près sans effet sur les ulcérations de la tuberculose. Enfin on trouvera souvent chez le malade des manifestations syphilitiques anciennes ou récentes, ou bien, lorsqu'il s'agit de tuberculose génitale, les vestiges d'une scrofule antérieure.

C'est encore à ces signes que l'on reconnaîtra la nature des fistules syphilitiques. Il est en outre certains caractères qui en feront soupçonner l'origine : d'abord leur situation en avant du scrotum dans la région qui correspond au testicule proprement dit. Dans une observation de Ricord où la gomme s'était développée dans le tissu cellulaire qui environne l'épididyme, c'est encore en haut et en avant que venait s'ouvrir la fistule. Elle est en général unique, tandis que la multiplicité des orifices est plutôt la règle dans les abcès tuberculeux. Enfin la fistule syphilitique est bien moins humide ; son trajet est presque sec et l'on n'y voit pas suinter, comme dans les clapiers tuberculeux, une sérosité abondante mêlée à des grumeaux puriformes.

III

Nous avons admis deux variétés de fongus syphilitiques. Dans l'une, la glande s'est échappée à travers une perte de substance des enveloppes, et l'albuginée, mise à nu, végète et se recouvre de bourgeons. Dans l'autre, le testicule reste dans les bourses ; une gomme ramollie, — née dans l'épaisseur du parenchyme testiculaire, — s'évacue au dehors et le tissu fibreux qui l'enveloppe prolifère et granule. Les masses fongueuses, après avoir comblé la caverne, font hernie par la perte de substance, et l'on voit s'étaler à la surface du scrotum un amas champignonneux de volume variable.

La tuberculose peut aussi donner lieu à des tumeurs semblables et nous devons distinguer les fongus syphilitiques des fongus tuberculeux. Nous ne signalerons que pour mémoire les cancers ulcérés : leurs masses, caractérisées par la rapidité de leur évolution, leur volume, leur sphacèle partiel, leurs hémorrhagies fréquentes et le liquide ichoreux qui les baigne, ne sauraient être confondues avec les bourgeons exubérants d'un fongus bénin du testicule.

Nous ne croyons pas que l'aspect seul du fongus suffise pour en faire reconnaître la nature. Nous

avons vu, dans le service de M. Ledentu, deux testicules végétant hors des bourses, l'un chez un tuberculeux, l'autre chez un syphilitique. Les bourgeons charnus du premier ne différaient que par
leur vitalité ; ils étaient pâles et décolorés. Les
syphilitiques présentent une membrane granuleuse
plus exubérante et de couleur rougeâtre. Ce ne
sont plus ces bourgeons « poussant comme à re-
gret » décrits par Deville sur le testicule phimique
hernié [1] ; mais des masses exubérantss qui recouvrent l'albuginée tout entière. Sans doute la cachexie
joue ici une rôle important. Chez les tuberculeux,
la déchéance organique est, en général, telle que
les bourgeons charnus eux-mêmes ont une vitalité
moindre. La syphilis provoque plus rarement la
cachexie : aussi la végétation y est-elle d'ordinaire
plus riche et plus luxuriante ; mais que le malade
s'affaiblisse et peut-être elle périclitera. Il est vrai
qu'en peu de jours, sous l'influence du traitement
mixte, on verra les bourgeons reprendre une
force nouvelle, devenir bientôt abondants et ver-
meils.

Ajoutons que la peau du scrotum, souple autour du fongus tuberculeux, est généralement
épaissie, infiltrée, comme rigide, dans le fongus
syphilitique, et que c'est seulement dans cette dernière affection que nous avons vu ces œdèmes

1. DEVILLE, *loco citato.*

particuliers et cette sorte d'éléphantiasis notés dans les observations de MM. Obédénare et Marc Sée et dans le fait de M. Reclus.

La palpation ne donne guère de renseignements; elle est difficile, parce qu'on écrase les vaisseaux de la membrane granuleuse. Il faut s'enquérir de l'état de la prostate et du cordon, chercher des traces de tuberculose ou de syphilis et, comme la syphilis ou la tuberculose qui provoque de tels désordres ne saurait être bénigne, on trouvera certainement quelque vestige qui précisera l'origine du fongus. D'ailleurs, le traitement viendra toujours comme la ressource suprême. Dans les cas de syphilis, l'emplâtre de Vigo sur les bourses, les onctions mercurielles et l'iodure de potassium modifieront les bourgeons charnus qui s'organiseront en une membrane cicatricielle.

Lorsqu'on aura établi la nature syphilitique du fongus, on devra se demander s'il est superficiel ou profond. La chose est importante au point de vue du pronostic, puisque, dans un cas, on peut espérer une véritable *restitutio ad integrum*, tandis que, dans l'autre, le malade est exposé à perdre tout ou partie de son testicule. Dans ce diagnostic, on s'aidera des circonstances qui ont précédé la formation de la tumeur et de quelques particularités intéressantes sur lesquelles nous allons insister.

Le fongus est consécutif à l'évacuation d'un foyer gommeux. Or nous avons dit que la gomme superficielle évolue rapidement et s'ouvre à l'extérieur souvent sans coup férir et sans provoquer beaucoup de douleur. La gomme profonde, au contraire, quand elle doit suppurer et s'évacuer au dehors, a une marche plus lente ; elle procède souvent par soubresauts et s'accompagne de douleurs vives ; la caverne à laquelle elle donne lieu s'enfonce plus profondément dans les tissus.

Quant à l'ulcération, ses dimensions sont souvent assez grandes dans le fongus superficiel pour livrer passage au testicule entier qui fait hernie. Il résulte de cette sorte d'expulsion que les bourses sont vides, flasques et présentent à leur surface des rides nombreuses. Dans le fongus profond, la perte de substance est moindre. La glande reste dans ses enveloppes ; la palpation démontre que les bourses sont pleines et que la tumeur extérieure, étranglée au niveau de son pédicule, se continue dans la profondeur avec le testicule dans lequel elle est implantée.

Plus tard, après que le traitement spécifique a amené la guérison, l'état même du testicule fournira de précieux renseignements sur la variété à laquelle on a eu affaire. Dans le fongus superficiel la glande peut revenir à son volume normal et recouvrer son intégrité première : son parenchyme aura été respecté. Mais si l'on constate cette atrophie de l'organe qui n'est plus représenté, comme nous le disions, que par un noyau dur appendu à l'extrémité du canal déférent, c'est d'un fongus profond qu'il s'agissait.

RECUEIL D'OBSERVATIONS

I

Orchite syphilitique à début franchement
inflammatoire.

II

Gomme suppurée de l'albuginée et du testicule.

III

Fongus syphilitique.

ORCHITE SYPHILITIQUE

A DÉBUT FRANCHEMENT INFLAMMATOIRE

OBSERVATION I

Orchite syphilitique d'allure inflammatoire. — Récidive. — Guérison par le traitement mercuriel. — Persistance d'un noyau induré dans le bord postéro-supérieur du testicule droit.

(Obs. inédite de MM. Reclus et Le Prévost.)

X..., Eugène, âgé de 17 ans, est entré une première fois à l'hôpital du Midi, dans le service de M. Horteloup, le 24 novembre 1880. Il était atteint d'un chancre syphilitique situé dans le sillon balano-préputial, avec adénapothie inguinale. Des accidents secondaires : — roséole, plaques pharyngiennes, syphilides papulo-squameuses, — ne tardèrent pas à se montrer. Grâce au traitement, il sort guéri au bout de quelques jours.

Le 8 février 1881, il est de nouveau admis à l'hôpital, et c'est alors que nous le voyons pour la première fois. C'est un jeune homme de haute taille, brun, vigoureux. Dans ses antécédents de famille, rien de suspect. Chez lui-même, aucune trace de tuberculose. On peut voir la cicatrice du chancre dont la base est encore notablement indurée. L'engorgement ganglionnaire persiste. Les amygdales sont couvertes d'ulcérations grisâtres, étendues, gênant considérablement la déglutition. Sur le thorax, les bras et les jambes, quelques syphilides papulo-squameuses.

Ce qui détermine le malade à rentrer à l'hôpital, c'est une douleur au testicule droit avec irradiations dans le cordon, qu'il a ressentie pour la première fois il y a dix jours environ, douleur telle que la pression la plus légère ne peut être supportée. La marche est presque impossible et le moindre froissement de la glande pendant la nuit réveille le malade. Tous les points du testicule et de l'épididyme sont également douloureux.

Le testicule droit est légèrement augmenté de volume. Son accroissement est surtout appréciable quand on le compare à celui du côté opposé. Sa consistance est plus dure, mais inégale et surtout marquée au niveau du bord postéro-supérieur, dans le point qui répond au rete testis. Là on sent sous le doigt une petite tumeur arrondie, de la grosseur d'un noyau de cerise, faisant corps avec le testicule et soulevant l'épididyme. Du reste, testicule et épididyme sont confondus et comme soudés ensemble. Le malade nous affirme que cette tumeur est survenue en même temps que la douleur dont nous parlions.

La peau du scrotum est saine; elle n'est ni adhérente ni épaissie. La prostate est normale.

On ordonne des pilules de protoiodure, des frictions mercurielles et des bains de sublimé.

Les douleurs disparaissent et le testicule revient à son volume normal avec persistance du noyau induré. Le malade allait sortir de l'hôpital lorsqu'il est pris de douleurs vives dans le testicule gauche. Le scrotum est rouge. Au niveau du bord postéro-supérieur du testicule il existe une induration semblable à celle du côté opposé.

Le traitement mercuriel est continué. Au bout de quatre jours toute trace d'inflammation a disparu à gauche. On constate toujours à droite le noyau induré. Le malade quitte l'hôpital et y rentre trois semaines après pour une nouvelle orchite comparable à l'orchite blennorrhagique par son intensité. Il n'existe cependant pas d'écoulement uréthral. Le scrotum est rouge et tuméfié. Le testicule droit, augmenté de volume, est le siège de douleurs vives qui s'irradient jusque dans la région lombaire. Il y a un peu d'hydrocèle.

Le malade est de nouveau soumis au traitement mercuriel et, le 26 avril, un peu plus de trois semaines après sa rentrée, il sort guéri, conservant toujours, il est vrai, une induration notable au niveau du bord postéro-supérior de son testicule droit.

OBSERVATION II

Orchite syphilitique d'allure inflammatoire. — Guérison par le traitement mercuriel.

(Résumé d'une observation prise dans l'*Atlas iconographique* de Ricord.)

W..., âgé de 25 ans, serrurier, est entré à l'hôpital du Midi le 25 septembre 1846. Sa constitution était bonne; ses parents étaient sains. En 1840, il contracta un chancre qui avaient le gland pour siège; l'induration se manifesta bientôt et devint très prononcée. Glanglions inguinaux engorgés des deux côtés, mais indolents. Sous l'influence d'un traitement par des pilules, le chancre fut cicatrisé en trois semaines. En 1841, ulcération des amygdales et roséole confluente. Après trois semaines de traitement par la liqueur de Van-Swetien, l'éruption cutanée disparut. Le malade suspendit alors le mercure et fut bientôt atteint d'une iritis double qui guérit par le traitement mercuriel au bout de cinq mois. Les apparences de la santé se maintinrent jusqu'en 1843, où, *sans autre cause que la persistance de la diathèse*, le testicule droit devint tout à coup volumineux et douloureux; il y avait en même temps du côté correspondant au testicule malade, des douleurs lombaires qui s'exaspéraient pendant la nuit.

W... entra à l'hôpital du Midi pour cet accident, et je pus constater l'état suivant : Le testicule droit avait triplé de volume, sa forme était ovoïde à grosse extrémité inférieure; il était lourd, d'une égale densité partout, et sa surface était lisse. On ne pouvait distinguer l'épididyme, mais le canal déférent et tous les autres éléments du cordon ne présentaient aucune altération. La pression occasionnait de la douleur. La peau du scrotum était normale et l'accroissement de volume du testicule s'était effectué en moins de quinze jours. Des frictions mercurielles sur les bourses et des pilules de protoiodure suffirent pour amener la guérison de ces accidents dans l'intervalle d'un mois.....

Un fait important à noter et qui se rencontre quelquefois portant, c'est la brusquerie d'invasion avec laquelle le sarcocèle syphilitique s'est développé. Ordinairement insidieux dans ses débuts, lent dans sa marche, indolent de sa nature, employant des mois et même des années à parcourir ses phases, il n'attaque que partiellement un seul ou les deux testicules; mais, comme dans le cas dont il s'agit, il peut affecter le testicule dans sa totalité par une sorte de fluxion aiguë; d'où l'on peut admettre deux variétés du sarcocèle syphilitique, l'une aiguë et l'autre chronique. La première variété est le plus souvent accompagnée de douleurs directes ou sympathiques faciles à confondre avec celles que détermine l'orchite inflammatoire simple, si l'on ne tenait compte des conditions dans lesquelles la maladie est née.

La seconde variété pourrait être confondue avec le sarcocèle scrofulo-tuberculeux et avec les différentes variétés de cancer du testicule, ou bien encore avec l'hématocèle par les observateurs inattentifs. Mais la symptomatologie que nous avons établie et les signes que nous avons fait ressortir serviront toujours pour le diagnostic différentiel.

GOMME SUPPURÉE

DE L'ALBUGINÉE ET DU TESTICULE

OBSERVATION I

Gomme des deux testicules. — Infiltration complète de la glande droite transformée en une masse ramollie et bourbillonneuse. — Gomme circonscrite du testicule gauche.

(Observation personnelle.)

Moret, Charles, cordonnier, âgé de 68 ans, entre le 10 août 1877 dans le service de M. Dumontpallier pour des accidents multiples d'origine cérébrale.

On constate un affaiblissement des quatre membres, plus accentué du côté droit ; et même, au bout de quelques jours, la parésie gauche disparaît et une hémiplégie droite des plus franches s'établit définitivement. Bientôt apparut une escharre au sacrum, large et profonde surtout du côté paralysé. Des lésions semblables envahissent rapidement la région trochantérienne du même côté. Enfin une pneumonie hypostatique du poumon droit se déclare et le malade succombe le 30 janvier 1878. L'autopsie présentait un grand intérêt, car on avait observé une double tumeur des testicules dont il fallait déterminer la nature.

Nous serons bref pour la description des organes autres que la glande spermatique. Dans le *cerveau* on trouve une dégénérescence athéromateuse de la plupart des artères ; l'hémisphère gauche, au niveau du centre ovale de Vieussens, nous offre un foyer de ramollissement fort étendu et formé par la réunion d'une série de foyers secondaires, variant du volume d'un petit pois à celui d'une noisette ; ils sont remplis d'un liquide séreux, presque incolore. Les *poumons* sont congestionnés dans leurs deux tiers inférieurs, surtout à droite. Il n'y existe en aucun point des traces de tubercules. Le *cœur* et l'*aorte* sont athéromateux ; le *foie*, les *reins*, la *rate* sont sains. La *prostate* n'est le siège d'aucune lésion appréciable.

Les tuniques des bourses sont des deux côtés fort épaisses ; elles forment une sorte de membrane unique, résistante, de consistance fibro-cartilagineuse, surtout en arrière, où elles constituent une coque qui se confond avec l'épididyme et en triple certainement le volume. Le canal déférent et les vaisseaux du cordon sont perdus dans cette masse et, pour les retrouver, une dissection attentive devient nécessaire.

L'épididyme droit qui, au premier abord, semble se dessiner avec sa forme normale, se confond en plusieurs points avec les tissus hypertrophiés et, au niveau de sa tête, se trouve une masse infiltrée, jaunâtre, de volume d'une grosse amande, dont une partie est juxtaposée à l'épididyme, mais dont une autre partie pénètre dans l'organe lui-même qui, sur une coupe, nous montre la traînée morbide jaune et résistante continue avec la masse extra-glandulaire. Lorsqu'au milieu du tissu fibreux on a sculpté le canal déférent et la queue de l'épididyme, ils nous apparaissent avec les caractères observés sur l'organe sain. La gomme ne les a point envahis ; elle s'est arrêtée vers la partie moyenne de l'épididyme.

La cavité vaginale du testicule droit a complètement disparu : les deux feuillets séreux se sont adossés l'un à l'autre. Le testicule, du volume d'un œuf de poule, est recouvert par une albuginée d'une épaisseur presque normale, sans plaques ou saillies d'aspect cartilagineux ; mais des vaisseaux y dessinent en plus grand nombre des arborisations flexueuses et gorgées de sang. Cette albuginée se sépare assez facilement du tissu séminal sous-jacent et, dans les tractions qu'on opère, on étire les tubes de la glande.

Sur une coupe verticale et antéro-postérieure, nous voyons le testicule transformé en une vaste poche dont le contenu rappelle un foyer de ramollissement cérébral. La substance molle n'est pas homogène ; en certains points ce sont des grumeaux plus résistants au milieu d'une matière diffluente. Ces bourbillons ou grumeaux méritent une description spéciale : leur centre est ramolli, diffluent ; mais à leur périphérie la consistance s'accroît et nous avons une couche de 4 à 5 millimètres d'épaisseur, d'apparence un peu lardacée. Certaines portions sont d'un jaune mat et d'autres d'un bleu transparent ou gélatineux, ce qui leur donne un aspect un peu chatoyant.

La masse centrale bourbillonneuse et semi-liquide est enveloppée par l'albuginée doublée par une couche de substance glandulaire qui, refoulée par le tissu morbide, semble avoir été tassée contre la membrane fibreuse. Son épaisseur est variable ; généralement de 6 millimètres environ, elle s'amincit vers le bord postérieur, dans les points qui confinent à l'épididyme. En certains points même les tubes séminifères ont disparu et les masses gommeuses adhèrent à l'albuginée, la refoulent et même la détruisent par une sorte d'ulcération ; aussi voyons-nous des petits champignons jaunes, irréguliers, du vo-

lume d'un pois, faire saillie au milieu du testicule en soulevant les feuillets épaissis de la vaginale. Lorsqu'on
détache l'albuginée des parties sous-jacentes, elle est
trouée par des pertes de substance à contour irrégulier.

En résumé, nous trouvons dans ce testicule, en allant
du centre à la périphérie : 1° des bourbillons à centre
diffluent, à couche périphérique plus résistante, lardacée, d'aspect mat et translucide ; 2° entre ces bourbillons
ou grumeaux une substance molle et liquide ; 3° l'albuginée doublée par une couche de filaments glandulaires, tassés et refoulés, d'une épaisseur variable,
manquant en certains points qui correspondent à des
pertes de substance du véritable tissu de l'albuginée.
Cette couche du reste est un peu scléreuse et le tissu
conjonctif qui entoure les tubes séminifères est plus
dense et plus résistant que dans une glande normale.

Le testicule gauche est d'un tiers moins volumineux
que le droit. Cependant nous trouvons ici le même épaississement des tuniques d'enveloppe, la même coque fibreuse périépididymaire et la même fusion des feuillets
de la vaginale. En un point où l'adhérence entre le feuillet viscéral et le feuillet pariétal n'est pas complet, nous
trouvons une petite végétation du volume et de la forme
d'une lentille, implantée par une partie de sa circonférence ; elle est molle et sa surface est parcourue par de
riches arborisations vasculaires.

Le canal déférent et l'épididyme paraissent normaux.
Les lésions portent sur le testicule proprement dit. Lorsqu'on fait une coupe antéro-postérieure et verticale, on
trouve au centre de l'organe une tumeur arrondie, du
volume d'une grosse noisette ; elle est régulièrement sphé-
rique et, du centre à la circonférence, présente en tous
points la même coloration qui diffère essentiellement de
la teinte que présente les tubercules crus. En effet, au

lieu d'être mate, elle est un peu chatoyante et l'on aperçoit, par un examen minutieux, des travées fibreuses
blanchâtres semi-transparentes enchevêtrées en divers
sens et circonscrivant des espaces où est contenue une
substance plus jaune et opaque. Cette tumeur dure et
sèche et que l'ongle n'entame pas, fait saillie sur la surface de section et proémine comme si elle était refoulée
par les portions saines de l'organe.

La gomme est très nettement limitée par une membrane d'enveloppe. De légères tractions rompent des
travées cellulaires, et on énuclée la tumeur de sa loge
formée de tissu conjonctif lâche, au milieu duquel ram-
pent des vaisseaux en grand nombre. La substance blanc
jaunâtre de la gomme se déchire avec la pince.

Le tissu glandulaire qui circonscrit la tumeur a subi
des modifications remarquables. Il enveloppe la gomme
de toute part ; mais tandis que dans le segment antérieur du testicule son épaisseur est de 12 millimètres
environ, elle n'est plus que de 5 dans le segment
postérieur. Les couches qui adhèrent à la gomme sont
d'un blanc rosé et formées de tissu cellulaire sur la coupe
duquel s'ouvrent les orifices d'un très grand nombre de
vaisseaux sectionnés. Il y a là une sclérose évidente. Du
reste, il semble s'être fait comme une série de couches
concentriques autour du néoplasme. Vers la périphérie, le tissu sclérosé disparaît progressivement et les
tubes séminifères d'apparence normale s'étirent avec facilité.

En résumé, pour ce second testicule, du centre à la
périphérie on trouve : 1° une tumeur d'un blanc jaunâtre,
du volume d'une grosse noisette et nettement enkystée
par une couche celluleuse vasculaire ; 2° une série de
couches concentriques formées par la sclérose du tissu
testiculaire proprement dit ; 3° enfin, à la périphérie, sous

la tunique albuginée, les tubes séminifères semblent
normaux.

M. Mallassez a fait l'examen du testicule gauche et
voici ce qu'il a constaté : — Les tubes séminifères sont
séparés les uns des autres par une couche de tissu fibreux; leur membrane propre est epaissie, leur lumière
aplatie, oblitérée par des débris épithéliaux en dégénérescence graisseuse. Au voisinage de la gomme les tubes
séminifères ont disparu et on ne trouve plus que des
fibres lamellaires assez riches en cellules; la disposition
des lamelles est parallèle à la surface de la tumeur. Celle-
ci est constituée par des granulations jaunâtres au milieu desquelles on distingue çà et là, principalement à la
périphérie, quelques noyaux, quelques faisceaux conjonctifs qui ont résisté à la dégénérescence. On trouve
aussi des déchets de vaisseaux, mais nulle part des tubes
séminifères. Il n'y a pas de cellules géantes.

OBSERVATION II

*Accidents syphilitiques multiples. — Atrophie du testicule
gauche. — Gommes ramollies du testicule droit. — Mort.
— Autopsie. — Examen anatomique.*

(Résumé d'une observation de M. Brissaud.)

Cautain Gustave, cordonnier, âgé de 35 ans, entre le
25 mars 1881, salle Saint-Éloi, lit n° 9. A 22 ans, il contracta un chancre induré compliqué de phagédénisme, et
aujourd'hui il ne lui reste qu'une petite portion de la
verge ; le gland et la partie antérieure des corps caver-
neux ont disparu. Depuis cette époque, il eut constam-

ment des accidents syphilitiques, éruptions cutanéees, angines ulcéreuses, exostose et gomme du tibia droit, sans qu'il jugeât à propos de se soigner. Il tousse depuis quelques mois, sans avoir jamais craché de sang; il a considérablement maigri et présente tous les signes de la plus profonde cachexie. Il se plaint de violentes céphalées nocturnes, et on constate de la périostite au niveau du tibia gauche et de l'extrémité inférieure du cubitus droit, et du gonflement aux trois derniers métacarpiens de ce dernier côté.

Les poumons présentent des signes d'induration, et même de ramollissement au sommet droit.

Le testicule droit a son volume normal; le gauche est atrophié. Pas de douleurs.

On donne au malade deux pilules de Sédillot et 2 grammes d'iodure de potassium. Sous leur influence, la céphalalgie disparaît; le gonflement des os diminue. Mais le malade continue à tousser; il refuse de continuer son traitement; sa respiration devient caverneuse; il s'affaiblit de plus en plus et meurt le 10 mai.

Autopsie. Rien au *cerveau* ni au *cœur*. Les deux feuillets de la *plèvre gauche* sont soudés. Le *poumon* de ce côté est réduit à la moitié de son volume normal. Le sommet présente les altérations de la pneumonie chronique; il est dur, fibreux, criant sous le scalpel. Nulle part il n'y a de trace de tubercule. A droite, pas de symphyse pleurale, si ce n'est à la partie supérieure. Les lésions du poumon sont limitées au sommet, où il y a de la dilatation bronchique et de la pneumonie chronique. Au point de jonction du lobe supérieur avec le lobe moyen, au centre du parenchyme et auprès d'une petite bronche, existe une cavité ovalaire qui pourrait loger une noisette.

Les *reins* paraissent normaux. La *rate*, petite et rétractée, porte à son sommet une cicatrice qui s'enfonce d'un centimètre dans l'épaisseur de l'organe et paraît formée de tissu scléro-gommeux. Le *foie*, dont le volume est normal, présente en différents points de sa surface des dépressions peu profondes, formées sur la coupe de tissu fibreux rétracté.

Le cinquième métacarpien droit, mince et friable, est creusé à sa partie moyenne d'une cavité dont le contenu est rougeâtre et fongueux.

Les testicules sont particulièrement intéressants. Le testicule gauche a le volume d'une grosse fève. Les deux feuillets de la vaginale sont adhérents. L'albuginée est lisse dans toute son étendue, sauf en deux points où elle présente deux petites saillies fibreuses. Le testicule et l'épididyme sont également atrophiés. Sur une coupe, le tissu de la glande a un aspect scléreux; il est impossible d'étirer le moindre filament; les tubes séminifères ont complètement disparu.

Le testicule droit a tout au plus son volume normal. Les deux feuillets de la vaginale sont unis par des tractus cellulaires lâches. L'épididyme, légèrement induré, étreint par une coque fibreuse épaisse, présente, malgré cela, peu d'altération. Il n'y a nulle part de noyau gommeux; pas de saillies hémisphériques ni de plaques dures. La surface du testicule est lisse. A la partie supérieure du bord antérieur existe une bosselure de la grosseur d'une noisette qui bombe en ce point, et dont la consistance est plus grande encore que celle du tissu sclérosé environnant. A ce niveau, l'adhérence entre les enveloppes du testicule, les feuillets de la vaginale et l'albuginée est plus intime; la vascularisation y est plus abondante et les tissus sont évidemment le siège d'un commencement d'inflammation.

Lorsqu'on palpe le testicule, on le trouve de consistance élastique, résistant. En deux points, on sent des tumeurs, l'une que nous avons déjà signalée, l'autre plus petite, du volume d'un petit pois, située à peu près au centre de l'organe. Leur dureté est fort grande ; elles semblent mobiles et l'on fait rouler sur elles le tissu environnant.

Sur une coupe verticale et antéro-postérieure, le parenchyme glandulaire, d'un rose nacré avec quelques teintes laiteuses, nous apparaît avec tous les caractères de la sclérose. À peu près dans toute son étendue, on reconnaît les tubes séminifères, mais ils sont grêles, atrophiés, enserrés dans une gangue fibreuse qui s'épaissit en travées blanchâtres. Ces travées partent du rete testis et divergent vers la périphérie du testicule. Nulle part, vers le centre, on ne peut étirer les canalicules spermatiques, bien qu'ils soient reconnaissables. A la partie supérieure et à la partie inférieure de la coupe, il y a des îlots de substance séminifère qui semblent à peu près sains.

C'est au milieu de ce tissu sclérosé que nous trouvons les deux foyers gommeux. Nous n'en reproduisons qu'un dans nos planches, parce que la coupe qui a divisé le plus gros a laissé le plus petit intact dans l'une des moitiés de la glande. La plus grosse tumeur se présente sous l'aspect d'une masse jaune, du volume d'un noyau de cerise. Le centre est constitué par une matière blanchâtre et caséeuse, agglomérée en grumeaux assez volumineux qu'entraîne facilement un filet d'eau. La gomme forme alors une caverne irrégulière, anfractueuse et tapissée par un tissu blanc jaunâtre, lardacé, de plus en plus ferme à mesure qu'on se rapproche de la périphérie. L'épaisseur de ces parois varie de 1 à 3 millimètres, suivant que le ramollissement les a plus ou moins désagrégées. Elles se continuent d'ailleurs par transition insensible avec le parenchyme sclérosé qui enveloppe le

syphilome de plusieurs lames conjonctives concentriques.
— Nous trouvons un aspect et une structure semblables
à la plus petite gomme. Au centre, même substance ramollie; mêmes parois lardacées et mêmes enveloppes
scléreuses. La tumeur, saisie avec une pince, peut être
énucléée; les tractus fibreux unissant les lames concentriques qui enkystent le syphilome ne sont pas très
résistants et se déchirent avec une certaine facilité.

OBSERVATION III

*Gomme du testicule droit. — Adhérence au scrotum, rougeur
et menace de suppuration. — Traitement antisyphilitique.
— Résorption de la tumeur.*

(Observation personnelle.)

Damance, Auguste, maçon, âgé de 42 ans, entre au Midi
dans le service de M. Horteloup, suppléé par M. Reclus,
pour une syphilis bien caractérisée.

D'une santé robuste, il n'a jamais fait de grandes maladies. A 26 ans, en garnison à Lyon, il a eu des fièvres
intermittentes pendant six semaines. Il tousse un peu
l'hiver, mais il n'a jamais craché de sang; l'auscultation
est négative. Du reste pas d'antécédents de famille; sa
mère vit encore; son père est mort paralysé.

En novembre 1876, première atteinte de la syphilis.
Il entre à l'hôpital pour un chancre induré; il y revient
le 7 février 1877, et nous trouvons sur sa pancarte de
l'époque : « Pléiade ganglionnaire indolente; syphilides
papulo-hypertrophiques ulcérées; roséole maculeuse. »
Il sort le 20 mars de la même année et revient le 6 juin
pour « des syphilides érosives des bourses et de l'anus;

roséole et syphilides papuleuses discrètes ; plaques opalines des lèvres et de la langue ; blennorrhagie depuis un mois. » Il ne reste qu'une quinzaine de jours à l'hôpital.

Il nous raconte que deux ans après, à la fin de mai 1879, trois mois avant sa dernière rentrée à l'hôpital, la bourse droite prit un volume considérable ; le testicule avait doublé de volume et ce gonflement s'accompagnait de souffrances telles, que le malade vint à la consultation ; on lui ordonne de l'iodure de potassium ; la douleur disparaît et la tumeur diminue. Mais en juillet il cesse le traitement à cause de maux d'estomac, et les accidents reparaissent aussitôt : vives douleurs, induration nouvelle et le malade s'aperçoit qu'à droite, en avant de la bourse, se fait un gonflement limité, qui bombe en soulevant la peau rouge et épaissie. Des syphilides ulcérées se montraient en même temps sur le pourtour de l'anus, la cuisse, la jambe et les bras. Le malade se décide à rentrer à l'hôpital au mois d'octobre et voici l'état que nous constatons :

Le testicule gauche est souple, mais petit, peut-être un peu atrophié par l'usage de l'iodure de potassium ; il possède sa sensibilité normale. Le droit est bien différent : la bourse est beaucoup plus volumineuse. En avant se trouve la tuméfaction inflammatoire que nous avons déjà signalée ; elle forme une saillie de la largeur d'une pièce de 40 sous et dont la rougeur tranche sur les téguments voisins. Cette tumeur, comme le démontre la palpation, s'enfonce dans les tissus et s'appuie par une large implantation sur le testicule avec lequel il se confond ; ou plutôt, développée sur la glande spermatique, la tumeur a soulevé les enveloppes enflammées et pointe sous la peau. Elle est d'une dureté cartilagineuse, inégale, parsemée de petites végétations de la grosseur d'un grain de chènevis.

La cavité vaginale persiste ; les feuillets ne sont soudés qu'au point où existe la tumeur ; le liquide qui la remplit est assez peu abondant pour permettre l'exploration du testicule ; il est lui-même bombé et dur, confondu avec l'épididyme. On ne saurait distinguer l'une de l'autre les deux parties de la glande.

Le traitement mixte est institué : iodure de potassium à haute dose et bain au sublimé. Sous leur influence les syphilides disparaissent rapidement ; le liquide de la vaginale se résorbe et la peau qui, au niveau de la gomme, était épaissie, ridée, rouge, s'assouplit un peu ; mais elle n'en reste pas moins adhérente à la tumeur dont elle fait partie. Le testicule est moins dur ; il recouvre même sa souplesse en bas et la pression y détermine la douleur caractéristique.

Enfin, au bout de quinze jours la tumeur se modifie ; sa surface scrotale reste aussi large ; de même pour l'implantation sur le testicule ; mais la partie moyenne diminue et il se forme comme une gorge de poulie qui peu à peu s'effile, et, lorsque le malade quitte l'hôpital, on ne trouve plus, pour relier la plaque indurée des tuniques scrotales avec la tumeur du testicule, qu'une sorte de cordon fibreux de l'épaisseur d'une plume d'oie.

Le 16 novembre le malade, que nous revoyons et qui a continué l'iodure de potassium, présente encore une amélioration notable. Au premier aspect, les deux bourses semblent avoir le même volume. Elles ont leur couleur normale ; seulement la peau est un peu moins souple au niveau du point où la gomme faisait saillie. Et si l'on palpe le testicule droit, on retrouve la tumeur, moins grosse, il est vrai, et qui n'atteint guère que le volume d'une noisette ; elle est conique et se termine par un filament délié, de consistance fibreuse et qui se dirige vers les téguments, mais sans les atteindre, car ils glissent facilement sur elle. Nous avons là le vestige du cordon fibreux qui, à une époque de l'évolution de la gomme, réunissait la tumeur et les enveloppes infiltrées.

OBSERVATION IV

Double sarcoçèle syphilitique. — Gomme suppurée du testicule droit. — Expulsion d'un bourbillon. — Traitement par l'iodure de potassium et le mercure. — Guérison.

(Observation personnelle.)

Stasato, Parro, pilote, âgé de 37 ans, né à Itaque (Grèce), vient à Paris, à l'hôpital de Lariboisière, pour se faire soigner par M. Panas ; il entre à la salle Saint-Honoré le 16 janvier 1878.

Cet homme nous raconte qu'il a eu la syphilis à 22 ans, et sur le bord supérieur du gland nous retrouvons la trace du chancre induré. Du reste le malade a eu de fréquentes angines, une ulcération rebelle de la commissure labiale gauche, une éruption croûteuse dans les cheveux, et actuellement des exostoses douloureuses sur le sternum et les deux tibias.

Il y a quinze mois environ il ressentit, en même temps que des douleurs généralisées attribuées alors à un rhumatisme articulaire, une vive souffrance dans le testicule droit ; elle s'irradiait dans l'aine et la cuisse correspondantes. Au bout de deux mois les douleurs des membres disparaissaient ; mais le testicule commença à gonfler et bientôt atteignit le volume d'un gros citron. Quatre mois près neuf par conséquent avant l'entrée du malade à l'hôpital, le testicule gauche se prend à son tour et acquiert en peu de temps le volume de son congénère.

Starato s'inquiète d'autant plus que les douleurs testiculaires sont presque intolérables. Il consulte un médecin qui applique des sangsues sur le scrotum ; une de leurs piqûres provoque une hémorrhagie que l'on arrête par une cautérisation au nitrate d'argent ; comme conséquence on voit apparaître, dans les deux aines, des bubons dont l'un s'ouvre à l'extérieur et suppure. Les douleurs cependant ne s'apaisent pas, et deux mois et demi avant l'entrée du malade à l'hôpital les piqûres de sangsues, qui s'étaient cicatrisées, s'ulcèrent en trois points et forment trois petites plaies dont la réunion détermine une solution de continuité de la largeur d'une pièce de 5 francs. C'est alors que Stasato, lassé d'un inutile traitement, se décide à venir en France pour consulter M. Panas.

Dès son entrée à l'hôpital, voici ce que nous constatons : à gauche existe une tumeur du volume d'un œuf, oblongue et fluctuante. L'hydrocèle est manifeste et le liquide forme une couche d'une épaisseur d'un centimètre environ. Lorsqu'on la déprime, on arrive sur la glande qui est de grosseur à peu près normale, mais dure, résistante et altérée dans sa forme : L'épididyme et le testicule sont confondus en une masse unique et à leur surface existent des petites saillies mamelonnées et des petites plaques de consistance cartilagineuse. Le cordon est normal ; le scrotum a sa coloration habituelle.

La partie droite du scrotum est beaucoup plus intéressante ; elle est, dans son ensemble, du volume d'un citron. Manifestement fluctuante à sa partie supérieure, elle est en bas dure et comme pierreuse. Une ponction pratiquée en haut et en avant donne issue à un liquide citrin. Il paraît évident, après son évacuation, que les feuillets de la vaginale, adhérents en bas, s'étaient au contraire laissés distendre et séparer en haut par une hydrocèle enkystée. Le testicule, facilement exploré, ne fait qu'un avec l'épididyme ; la glande entière est résistante, bosselée, peut-être même un peu atrophiée.

C'est au niveau de ce testicule droit que se trouve cette ulcération des bourses dont nous avons déjà parlé. Elle occupe la partie moyenne de la face antérieure du scrotum. Son plus grand diamètre, le transversal, mesure 5 centimètres, tandis que le vertical n'en a guère que 2. Assez superficielle en dehors où les tuniques externes seules semblent détruites, elle se creuse tout à coup en dedans et s'enfonce de plus de 2 centimètres à travers les membranes et le testicule lui-même. Les bords de l'ulcération sont, en ce point, rouges, tuméfiés, taillés à pic, recouverts de sanie, mais aussi parsemés de quelques rares bourgeons charnus. Au fond de ce cratère on aperçoit une masse jaunâtre, filamenteuse, dont les détritus s'enlèvent facilement avec une pince ; mais sous les premières couches on en trouve de nouvelles qui s'exfolieront à leur tour, et se désagrégeront molécule par molécule. Cette masse, la palpation montre qu'elle correspond à la partie antérieure et moyenne de la glande spermatique. Il est difficile de déterminer jusqu'à quelle profondeur s'enfonce la matière gommeuse ; mais la cupule de l'ulcère, après détersion des couches superficielles de la subtance de la gomme, est plus d'un centimètre au-dessous de la surface présumée de l'albuginée.

Le malade avait déjà été traité par l'iodure de potassium, mais à faible dose et d'une manière peu régulière. On commence par lui en administrer 2 grammes et l'on pratique en même temps des frictions mercurielles. Sous cette double influence, l'ulcération se rétrécit si rapide-

ment, qu'en deux jours sa surface a diminué de moitié ;
les bords se rapprochent et bientôt on ne trouve plus
qu'une sorte de trajet fistuleux, peu humide et au fond
duquel on aperçoit encore de la matière jaunâtre. L'hydrocèle elle-même se résorbe et l'on sent les testicules
moins bosselés et souples en certains points. Les adhérences des tuniques scrotales à la glande sont moins larges, et déjà, à la place de l'ulcération, il n'existe plus
qu'un cordon fibreux qui marque le trajet de la fistule.

L'amélioration d'ailleurs s'arrête là ; les deux glandes
conservent encore une certaine dureté ; elles n'ont point
repris leur souplesse normale et on trouve encore à
leur surface quelques dépressions et quelques saillies.
Les douleurs ont disparu ; l'ulcère s'est cicatrisé, les
exostoses se sont résorbées. Le malade se trouve guéri
et quitte l'hôpital trop tôt pour que nous puissions constater si les désirs vénériens, très affaiblis depuis un an,
ont repris quelque peu de leur intensité primitive.

OBSERVATION V

*Gomme suppurée du testicule droit. — Évolution complète. —
Sortie du bourbillon. — Tendance à la formation d'un
fongus. — Traitement antisyphilitique. — Guérison rapide.*

(M. Terrillon ; *Progrès médical*, 2 février 1878.)

D..., Joseph, âgé de 51 ans, entre à l'hôpital tempo-
raire, le 20 juillet 1877, pour une affection des bourses.

Le malade nous raconte qu'en 1875 survint au niveau
du frein, très près du méat, un chancre unique, suppurant peu et qui guérit assez facilement. On en voit ac-

tuellement la trace faible mais évidente. Il eut quelque temps après des plaques dans la gorge, puis des croûtes dans les cheveux, enfin des boutons rebelles sur les jambes et sur le tronc. Alors un médecin lui donna du mercure.

Actuellement, on trouve vers la face interne du coude droit, un peu au-dessous de l'épitrochlée, une fistule à bords déchiquetés, décollés et colorés en violet sombre; elle fait suite à un décollement de la peau de 3 centimètres environ qui ne conduit sur aucune partie osseuse. Le malade a vu évoluer cette petite tuméfaction peu douloureuse; avant son entrée à l'hôpital elle s'est ulcérée, vidée et a laissé cette plaie, qui donne une très petite quantité de liquide séro-purulent. Il est évident qu'il s'agit ici d'une gomme ulcérée, développée spontanément; elle existe depuis plus d'un mois sans incommoder le malade. Ajoutons qu'on constate, en outre, une pléiade de petits ganglions durs, mobiles, non douloureux, dans les aines et à la partie postérieure du cou, quelques douleurs de côté et une calvitie partielle.

Lorsqu'on examine les bourses, on constate que le testicule gauche est intact, sauf la tête de l'épididyme qui est dure et un peu plus volumineuse que d'habitude. Le droit a le volume d'une petite orange, allongé dans le sens antéro-postérieur, aplati transversalement. Il est dur, ligneux, lourd, insensible à la pression ou à peu près; sa surface libre dans le scrotum présente quelques saillies, des bosselures légères et aplaties. L'épididyme est tellement confondu dans cette masse, qu'il est impossible de le limiter. On sent seulement qu'au niveau de la partie d'où le cordon émerge en arrière, il y a un léger prolongement de la tuméfaction fibreuse. Le canal déférent et la région inguinale sont intacts, de même que la prostate et les vésicules séminales.

La partie extérieure de ce testicule est surmontée d'une bosselure plus saillante faisant corps avec lui, mais dont la partie la plus superficielle est adhérente à la peau. Le malade nous raconte que, il y a un an environ, sans cause apparente, il sentit se développer cette nodosité; il n'éprouva d'abord aucune douleur, mais seulement un peu de gêne, surtout lorsque, le testicule tout entier se prenant, cette augmentation de toute la glande occasionna des tiraillements du cordon. C'est quinze jours avant l'entrée du malade à l'hôpital que la nodosité est devenue sensible; la peau a commencé à rougir et une véritable inflammation subaiguë s'est développée. Lorsque nous l'examinons, elle est manifestement fluctuante et semble avoir le volume d'une noix.

Le diagnostic me semble évident: il n'y a aucun symptôme du côté de la vessie ou du canal de l'urèthre. Cette affection ne ressemblait ni au cancer ni à la tuberculose, pour différentes raisons qu'il est inutile d'indiquer ici. Je pense donc que nous avons affaire à un testicule syphilitique avec une gomme en voie de ramollissement; j'ordonne l'iodure de potassium à la dose de 3 grammes, un emplâtre de Vigo sur le testicule et des bains.

Après dix jours de traitement, le 10 juillet, on constate les changements suivants : la partie dure du testicule a beaucoup diminué; elle est devenue plus souple; elle a perdu de sa consistance ligneuse. La partie antérieure est devenue plus distincte; elle s'est pour ainsi dire énucléée de la partie dure située en arrière, mais en restant toujours adhérente à elle par sa base. Du reste la fluctuation y est plus nette; la peau plus lisse, plus tendue et menacée d'une perforation. En présence de cette menace d'ouverture, voyant que de ce côté nous n'avions rien gagné et que cette gomme avait continué à évoluer, je me décide à intervenir, car le malade souffre.

Avec le thermocautère, j'ouvre largement dans le sens vertical la partie saillante. Je n'obtiens qu'une faible quantité de liquide séro-purulent; mais je mets à découvert une masse jaunâtre, filamenteuse, adhérente, qui occupe la plus grande partie de la tuméfaction antérieure. Le diagnostic est donc confirmé, car les caractères de la gomme sont évidents. Quatre jours après, les phénomènes ont cédé en partie; mais la peau s'est ulcérée un peu au delà de l'incision; les bords sont décollés; une partie du bourbillon est sortie spontanément sous forme de filasse jaunâtre. Le malade ne souffre plus. La partie antérieure a encore diminué; elle est devenue plus souple.

Le 9 août, j'extrais avec une pince le reste du bourbillon qui se trouvait au fond de la petite cavité. C'est un véritable paquet de filasse gros comme le bout du doigt. L'ouverture s'est encore agrandie; elle est ronde, large comme une pièce de 2 francs, les bords sont violacés et décollés à une profondeur d'un centimètre environ. Au fond de la cavité on aperçoit une surface bourgeonnante, presque fongueuse, indolore. Du reste la douleur est nulle ou à peu près. Le testicule a diminué de plus de moitié; il est élastique, presque mou; les plaques de la surface sont à peine sensibles au toucher. L'iodure est continué.

Le fond de la plaie bourgeonne avec exubérance et atteint l'ouverture dont les bords décollés enchâssent, pour ainsi dire, la partie fongueuse. Le testicule a presque son volume normal. On applique une carapace de bandelettes de diachylon imbriquées. Le 17 août, la cavité est en partie fermée; les bords recollés et bourgeonnants. La partie saillante du centre a encore un aspect fongueux, mais moins apparent que les jours précédents. Le 25 août, la cicatrisation est complète; le malade sort

guéri. La cicatrice est fortement adhérente au testicule,
dont la partie antérieure est encore indurée, mais beaucoup plus souple.

OBSERVATION VI

*Sarcocèle syphilitique double. — Gomme suppurée au niveau
de l'albuginée du testicule droit. — Évacuation d'une
masse bourbillonneuse analogue à celle de l'anthrax. —
Traitement à l'iodure de potassium. — Guérison.*

(Mémoire de M. Reynier.)

Thiébaud, Alexandre, garçon d'hôtel, âgé de 25 ans,
entre le 30 septembre 1877 dans le service de M. Gosselin, pour une tumeur des bourses.

Il s'enrhume facilement et tousse depuis cinq mois;
pourtant il se porte assez bien d'habitude; il n'a jamais
craché le sang, n'a pas de sueurs nocturnes, ni de diarrhée; l'auscultation et la percussion ne révèlent aucun
signe fâcheux; il ne maigrit point et son état général
semble bon. Rien à relever dans ses antécédents de famille : son père est mort âgé; sa mère est bien portante.

Il y a deux ans, il prend un chancre solitaire pour lequel on lui donne des pilules dont il ignore le nom; au
bout de six semaines il cesse le traitement; d'ailleurs il
n'a pas souvenance de taches sur le corps, de plaques
muqueuses, de douleurs nocturnes. Cependant, depuis
qu'il a eu son chancre, sa voix est enrouée.

Il nous raconte que, il y a six mois, ses testicules ont
grossi, mais sans douleur; aussi ne s'en occupait-il pas
et il continua son travail, lorsque récemment, depuis six
semaines, s'est formée une petite tumeur rouge, dure,

douloureuse, qui le décide à consulter. Il entre à l'hôpital et voici ce que nous constatons

A gauche, testicule volumineux, bosselé, avec épanchement peu abondant dans la vaginale. A droite, glande plus grosse qu'à l'état normal ; l'épididyme, difficilement reconnaissable, est confondu avec le testicule ; le canal déférent est sain ; la cavité vaginale contient du liquide. On trouve à la partie antérieure du scrotum une tumeur du volume d'une petite noix, rouge et déjà fluctuante. Elle dépend du testicule, d'où elle s'élève pour venir adhérer aux tuniques d'enveloppe.

Le lendemain de l'entrée du malade, cette tumeur s'ulcère et il s'en écoule du pus mal lié. Les jours suivants le liquide devient séreux, jaunâtre, filant comme de la gomme. Bientôt, par l'ouverture, s'élimine un amas blanc, ressemblant assez à une fausse membrane épaisse, à de la couenne, à du bourbillon d'anthrax, paraissant à l'œil nu plus *fibreux* que *séminifère*. On essaye vainement d'étirer des filaments ; on ne peut en constater ; l'examen microscopique fut aussi négatif : cet amas se composait de granulations, de cellules fusiformes et de travées fibreuses.

M. Delens, chargé du service, avait diagnostiqué, sous toutes réserves, une orchite tuberculeuse. M. Gosselin, se fondant sur les antécédents syphilitiques, l'existence d'un chancre solitaire antérieur, l'absence de signe de tuberculose à la prostate ou aux poumons, pensa à une gomme syphilitique, et remplaça dans le traitement l'iodure de fer employé jusqu'alors par l'iodure de potassium.

L'expulsion du bourbillon continue les jours suivants ; il se présente de lui-même à l'ouverture ; on coupe au fur et à mesure ce qui dépasse. Mais bientôt il ne sort plus rien et il reste une cavité peu profonde, qui elle-

même se comble rapidement, et on n'a plus qu'une ulcération du scrotum dont le fond est formé par le testicule
adhérent aux bourses. Elle diminue graduellement et, le
30 novembre, deux mois après son entrée, le malade sort
complètement guéri. — Pendant le premier mois le traitement antisyphilitique n'avait pas été institué.

OBSERVATION VII

*Sarcocèle syphilitique double. — Gomme suppurée au ni-
veau de l'albuginée du testicule droit. — Traitement
ioduré. — Guérison.*

(Mémoire de M. Reynier.)

Note, Pierre-Désiré, charpentier, âgé de 29 ans, entre
le 10 janvier 1879 à l'hôpital Lariboisière, dans le service
de M. Duplay, pour y être soigné d'une tumeur des
bourses.

De bonne santé antérieure, pas de scrofule, pas de
signes de tuberculose. En 1873, il eut un chancre du
prépuce suivi bientôt d'engorgement ganglionnaire aux
aines, de plaques muqueuses dans la gorge, à la bouche;
roséole, maux de tête. Il prit alors des pilules de protoiodure. Un an après, il accuse dans ses antécédents
une grosseur de la région sous-claviculaire gauche; elle
s'ouvrit spontanément et suppura pendant quatre ou
cinq mois.

En 1874, le testicule gauche devient douloureux; il
grossit. Le malade prend de l'iodure de potassium et,
sous cette influence, la glande diminue de volume, et
aujourd'hui nous pouvons constater son atrophie. En
1876, le testicule droit se tuméfie à son tour; il est dou-

loureux pendant les efforts de travail ; au mois d'août, un abcès s'ouvre sur le côté droit.

Le malade, il y a deux mois, fut soigné au Midi par M. Mauriac et sort guéri après l'emploi de l'iodure de potassium et des préparations mercurielles. Quelque temps après la sortie de l'hôpital, le testicule redevient gros ; pas de douleur ; mais notre homme sentit une petite grosseur sur la glande ; bientôt à son niveau la peau du scrotum devint adhérente, rouge ; la tumeur proémine de plus en plus et s'ouvre quelques jours avant l'entrée du malade.

A ce moment, voici ce que nous constatons : le testicule gauche, comme nous l'avons dit, présente tous les caractères de l'atrophie ; le cordon est sain. A droite, la glande est double de sa congénère, bien qu'il n'y ait pas d'hydrocèle, dure, un peu bosselée, surtout à la partie inférieure. L'épididyme, entièrement confondu avec le testicule, ne peut en être distingué. Le scrotum est adhérent et en avant on y trouve une ulcération large comme une pièce de 40 sous, à bords taillés à pic, renversés en dehors et limités par un feston régulier ; le fond de l'ulcération est rouge, adhérent au testicule ; il y a peu de pus, plutôt un suintement séreux et filant.

Le traitement à l'iodure de potassium, 2 grammes d'abord, puis rapidement 4 grammes, avec un peu d'onguent mercuriel sur la plaie, amena une guérison rapide et, le 14 février, la plaie était complètement cicatrisée ; le testicule avait repris sa consistance normale et le malade quittait l'hôpital.

Le diagnostic de M. Duplay fut « gomme de l'albuginée ». Il fonda ce diagnostic sur le caractère superficiel de la tumeur, sur l'indépendance du testicule par rapport à l'ulcération. Le fait que le testicule guérit sans avoir présenté de modification dans sa forme vint confirmer cette opinion. Mais on pouvait se demander si on n'avait pas affaire à une gomme du scrotum. Les renseignements donnés par le malade éloignaient l'idée du siège de la lésion dans les téguments : la peau du scrotum était libre au début, sans adhérence ; elle avait sa coloration normale et ce n'est que postérieurement que l'adhérence s'était faite.

OBSERVATION VIII

Double sarcocèle syphilitique. — Gomme suppurée au niveau de la tête de l'épididyme gauche. — Traitement mixte. — Guérison.

(M. de Marignac, obs. inédite.)

Boucher, menuisier, âgé de 29 ans, entre le 18 novembre 1880 à l'hôpital Saint-Louis, dans le service de M. Vidal, pour s'y faire soigner d'une tumeur des bourses.

De bonne santé habituelle ; nous ne trouvons aucun antécédent fâcheux du côté de sa famille. Quant à lui, il n'a eu ni rhumatisme, ni scrofule : pas de gourmes, de maux d'yeux, d'engorgement ganglionnaire dans sa jeunesse. Il a bien fait quelques excès alcooliques, mais sans qu'ils aient eu de retentissements bien notables.

Il y a neuf ans, le malade aurait eu un écoulement uréthral, un chancre accompagné de bubon suppuré. Trois ans après il accuse des plaques muqueuses ; il aurait ressenti en même temps de la céphalée fort vive. Un médecin fit prendre des pilules mercurielles, puis de l'iodure de potassium pendant quinze jours, et les accidents disparurent.

Il y a quinze mois, des douleurs vives des reins survinrent et en même temps le testicule gauche grossit, et cela
sans douleur bien appréciable. Deux mois après le testicule droit se prit à son tour. Les douleurs lombaires
disparurent, mais le volume des bourses augmenta graduellement. Cependant, il n'y a que huit jours, par conséquent quinze mois après le début de l'affection, que le
malade se décide à entrer à l'hôpital, et voici ce que nous
constatons :

Les bourses sont énormes ; les deux glandes tuméfiées.
La droite a le volume d'une mandarine ; elle est dure,
résistante, absolument indolore à la pression ; la surface du testicule proprement dit est lisse ; mais l'épididyme est bosselé ; la cordon et la prostate sont sains ;
la peau n'est pas adhérente.

La glande gauche est du volume d'un œuf de poule ;
elle est aussi dure, résistante et indolore. Mais ici la
peau est adhérente, et l'on trouve sur la partie antérieure du scrotum et en haut, en un point qui correspond à la tête de l'épididyme, une ulcération fistuleuse,
décollée, de la largeur d'une lentille et qui s'est formée
il y a cinq jours en donnant issue à une petite quantité
de liquide séro-purulent.

Aussitôt M. Vidal administre 4 grammes d'iodure de
potassium, et rapidement une légère amélioration se
manifeste ; les testicules deviennent plus souples, moins
volumineux. On applique sur l'ulcération un emplâtre
de Vigo. Au bout de dix-sept jours, la guérison s'est beaucoup accentuée : les glandes sont à peu près normales ;
les bosselures de l'épididyme sont en voie de disparition ;
l'ouverture fistuleuse du scrotum ne donne plus de sérosité purulente et son occlusion est presque complète.

On remplace l'iodure de potassium par des frictions
quotidiennes, avec 4 grammes d'onguent napolitain, et

lorsque, le 24 décembre, le malade quitte l'hôpital, les bourses sont revenues à leur état primitif.

OBSERVATION IX

Sarcocèle syphilitique double. — Gomme suppurée du testicule gauche. — Traitement mercuriel. — Guérison du testicule droit; aggravation pour le testicule gauche. — Castration. — Examen de la tumeur.

(West, tiré du mémoire de M. Reynier.)

James Harrick, laboureur, âgé de 26 ans, est admis à l'hôpital de la Reine le 23 septembre 1856, pour une tumeur des bourses.

Cet homme, dont la santé est considérablement détériorée, a eu la syphilis il y a sept ans ; chancre et bubon. Depuis il a souffert de la gorge et a eu des éruptions furfuracées. Il raconte que, huit mois avant son entrée à l'hôpital, un homme, avec lequel il jouait, lui pinça les testicules. Il eut une syncope, puis une douleur très vive avec gonflement. Les symptômes disparurent vite par des applications chaudes, et il ne souffrit plus pendant trois mois.

A cette époque, les douleurs survinrent, tantôt plus vives, tantôt plus légères, mais en définitive continues. Il y a un mois environ, une sorte de petit clou se forma sur la partie antérieure du testicule gauche qui suppura bientôt, et un ulcère se forma qui persiste depuis ce moment.

Lors de son entrée à l'hôpital, on trouve les deux testicules augmentés de volume et très sensibles au tou-

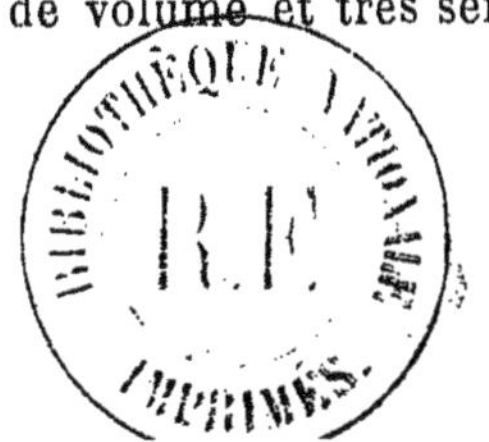

cher; le gauche est aussi gros que le poing; l'ulcération du scrotum, du diamètre d'un shelling, a des bords
bleuâtres et indurés ; à ce niveau le scrotum est adhérent au testicule.

Le malade est mis à la diète. On applique sur la tumeur des cataplasmes de mie de pain, et dix pilules de
Plummer sont administrées chaque nuit. Au bout de dix
jours le testicule droit devient plus mou et plus petit, mais
le gauche reste stationnaire. On prescrit des préparations
mercurielles plus fortes et on remplace les cataplasmes
par des lotions astringentes. L'état du testicule gauche
s'aggrave ; il augmente encore et une nouvelle ulcération
anfractueuse se forme au-dessus de la précédente. On sus-
pend le mercure, les lotions astringentes, que l'on remplace par un cataplasme de farine de graines de lin et de
charbon, mais sans résultat. L'ulcération est le siège
d'une suppuration abondante et fétide ; le testicule se
dénude de toute enveloppe scrotale. La castration est pratiquée et le malade guérit.

L'examen anatomique de la pièce montre le testicule
très altéré dans sa structure : il est d'une consistance
plus ferme ; il existe à peine des traces de tubes séminifères. Dans le corps du testicule et dans l'épididyme se
trouvent des tubercules jaunâtres, irréguliers et cartilagineux. La surface du testicule est recouverte par une
couche de granulations fibrineuses , sur une étendue
d'un quart de pouce. La tunique albuginée et la tunique
vaginale étaient si intimement unies au testicule dans
toute son étendue, qu'elles ne semblaient faire qu'un
avec lui.

OBSERVATION X

*Gomme du testicule droit. — Ulcération de cette tumeur. —
Diagnostic incertain. — Castration. — Examen de la
pièce.*

(Huber de Menninger, tiré du mémoire de M. Reynier.)

L..., tisserand, âgé de 54 ans, consulte en décembre 1868 pour une tumeur du testicule droit, prise par un médecin pour un cancer.

On apprend que le malade eut, il y a environ dix ans, une induration sinueuse et ulcérée sur le dos de la verge; il fut traité par un homéopathe. Peu de temps après, son testicule droit grossit et cette tuméfaction fit croire à une hydrocèle. Au bout de quelques années surviennent à gauche de la faiblesse des membres et de l'anesthésie de la face. Le malade se plaint de maux d'estomac et de douleurs rhumatismales.

Nous trouvons le malade maigre, pâle, la face et les mains couvertes de taches pigmentaires; le foie, la rate, le système osseux, les ganglions lymphatiques sont sains; la force musculaire est normale. Voici ce que l'on constate au niveau des bourses :

Le testicule gauche, d'apparence normale, est gros comme un œuf de pigeon; le droit est, y compris les téguments, du volume d'un œuf de canard environ, dur à la pression, de forme irrégulière et complètement indolent. Le cordon spermatique est souple. Le scrotum est sain en arrière et sur les côtés, mais à la face antérieure on voit une ulcération superficielle qui s'est produite dans les derniers mois. Elle a 2 centimètres de largeur sur 6 de hauteur; la cavité contient du pus à demi desséché et des restes de charpie. En un point de l'ulcère se montre une tache grise large comme une lentille et d'aspect caséeux.

Comme les antécédents relatifs à la syphilis ne furent connus que plus tard, un diagnostic clinique n'était pas possible. On pouvait éliminer l'idée d'un cancer, car la tumeur ne présentait pas du tout les caractères d'un fongus, alors qu'il est notoire que les formes dures du cancer ne se rencontrent presque jamais au testicule. La castration fut pratiquée le 9 décembre 1868, et la pièce remise au professeur Zeuker qui écrivit la note suivante :

«L'examen macroscopique comme l'examen microscopique de ce testicule s'accordent si complètement avec la description donnée par Virchow de l'orchite syphilitique, qu'il n'en manque aucun trait et que les deux figures macroscopiques et microscopiques 172 et 173 semblent faites d'après cette préparation. » Il ajoute : « Mais ensuite j'ai trouvé dans le tissu cellulaire lâche, adhérent au testicule dégénéré, un petit tubercule isolé, gros environ comme la moitié d'un pois, qui ressemble tout à fait à une gomme récente : tubercule d'un gris sale à la coupe, formé de cellules lymphoïdes abondantes, emprisonnées dans un tissu muqueux peu abondant. » — Importante est l'ulcération dont l'existence est mise en doute par Virchow, et qui s'explique du reste aisément par le frottement contre les étoffes grossières des vêtements rustiques.

OBSERVATION XI

Gomme du testicule droit prise pour une tumeur de mauvaise nature. — Extirpation. — Examen de la tumeur. — Apparition d'accidents syphilitiques.

(Mémoire de M. Nepveu.)

Lemaire, employé de commerce, agé de 37 ans, entre à la Pitié, dans le service de M. Verneuil, pour une tumeur des bourses.

A 20 ans, il a eu une chaudepisse, puis un chancre avec bubon suppuré à 22. Il n'aurait jamais eu la moindre éruption sur la peau. En 1873, il est pris subitement d'une hémiplégie gauche : étourdissement, tremblement des membres, impossibilité de marcher, rétention d'urine ; depuis lors il pisse au lit.

La première atteinte du testicule droit date de 1871 : la glande droite devint plus grosse ; il n'y souffrait point et n'y a jamais souffert. Les facultés génitales ont diminué ; depuis un an le malade n'a plus d'érection.

Lorsque Lemaire entre à l'hôpital, M. Verneuil l'examine avec le plus grand soin : la tumeur testiculaire est lisse, arrondie, grosse comme un œuf de dinde ; elle est insensible, dure et élastique. En un point très limité en avant on sent une légère fluctuation. Le malade avait pris sans succès de l'iodure de potassium pendant plusieurs mois ; la tumeur n'avait pas les caractères bien tranchés du testicule syphilitique. Aussi M. Verneuil conclut-il à un sarcocèle, sans en spécifier la nature, et, comme son volume augmentait tous les jours, l'extirpation fut décidée.

L'opération terminée, M. Verneuil incise le testicule et reconnaît immédiatement qu'il a affaire à un testicule vénérien : tissu dense, élastique, avec masses jaunâtres diffuses sans foyer de ramollissement. Les deux parties de la glande, épididyme et testicule, et même l'extrémité inférieure du cordon, sont confondues dans une même masse. Ce tissu est formé de substance granulo-graisseuse dans laquelle il est possible de reconnaître du tissu fibroïde, quelques éléments cellulaires atrophiés. Au centre, dans les points les moins durs, on observe quelques cristaux de cholestérine et d'acide stéarique. Au pourtour de ces lésions on voit des cellules embryonnaires en très grande quantité, soit en longues traînées le long des vaisseaux, soit encore disséminées. En dehors de cette zone on remarque des îlots de cellules étoilées entourées par du tissu conjonctif d'aspect variable; nulle part on ne peut retrouver le moindre canalicule séminifère. L'altération était trop avancée. On a affaire ici à une orchite interstitielle d'origine syphilitique arrivée à sa deuxième période : caséification.

Le diagnostic se confirme enfin : au bout de quelques semaines, on voit apparaître sur le tibia gauche une exostose de nature syphilitique. A ce propos, M. Verneuil fait observer à sa clinique que les lésions traumatiques mettent en branle toute l'économie et peuvent rappeler les diathèses oubliées.

OBSERVATION XII

*Sarcocèle syphilitique. — Gommes ulcérées du scrotum
et de l'albuginée.*

(Brun, observation inédite.)

X..., âgé de 40 ans, entre dans les premiers jours
d'octobre à l'hôpital Lariboisière, dans le service de
M. Duplay, pour y être soigné d'une ulcération des
bourses.

Cet homme nous raconte que, trois mois auparavant,
il était entré dans le service de M. Labbé pour des ulcérations plus étendues et plus superficielles qui étaient,
disait-on, des gommes du scrotum et que, après un traitement à l'iodure de potassium pendant trois semaines,
il avait quitté l'hôpital en se croyant guéri. Mais, il y
a quinze jours environ, il remarqua de nouveau sur
la bourse droite une bosselure très nette; à ce niveau
la peau était encore mobile, mais peu à peu les adhérences se firent et bientôt la glande séminale et les téguments furent unis par un tissu induré qui, du testicule, pointait vers la peau envahie et infiltrée.

Cette bosselure, fort dure d'abord, se ramollit bientôt;
la peau s'ulcéra et livra passage à une matière crémeuse,
jaunâtre, peu abondante; le foyer se tarit assez rapidement et au bout de quelques jours, lorsque le malade
entra à l'hôpital, voici ce que nous avons pu constater :

En avant du scrotum, à droite, se trouve une ulcération irrégulièrement arrondie, du diamètre d'une pièce
de 2 francs environ. Les bords en sont décollés, déchiquetés; le fond est déjà rosé et granuleux, à peine

humide; en tout cas le pus ou la sérosité est trop peu abondante pour se collecter dans la partie la plus déclive de l'ulcère.

Au niveau de cette ulcération le scrotum est très adhérent au testicule dans une étendue qui dépasse assez notablement la surface de l'ulcération. Un traitement à l'iodure de potassium amène une rapide amélioration; l'ulcère se déterge, les bords se recollent, et lorsque le malade quitte l'hôpital, la guérison est presque complète.

FONGUS SYPHILITIQUE

OBSERVATION

*Double sarcocèle syphilitique. — Gomme suppurée du
testicule gauche. — Fongus superficiel consécutif. — Traitement mixte. — Guérison.*

(Observation personnelle.)

Pitre, Pierre, cocher, est un homme de 27 ans, d'une
constitution robuste, qui n'a jamais été malade jusqu'en 1876. A cette époque, au mois de juin, il a con-
tracté un chancre induré avec tuméfaction indolente de
plusieurs ganglions du pli de l'aine; puis il a eu des
croûtes dans les cheveux et des plaques muqueuses à la
gorge, pour lesquelles il a été soigné en août 1877 à l'hô
pital du Midi, où il est resté trois semaines.

C'est vers le mois d'avril 1880 que le testicule droit a
commencé à grossir. Cette augmentation de volume se
fit peu à peu, sans douleur et sans cause apparente.
Trois mois plus tard, le testicule gauche se prit à son
tour de la même façon. Le malade consulta alors un
médecin, qui constata une induration des deux testicules
et de l'hydrocèle du côté droit et conseilla des frictions
mercurielles. Elles furent faites pendant plusieurs se-

maines et ramenèrent les deux testicules à peu près à leur état normal. Le traitement fut suspendu bientôt et les testicules recommencèrent à grossir. Pitre se contenta de porter un suspensoir ; mais les bourses deviennent de plus en plus lourdes et volumineuses ; elles s'enflamment et s'ulcèrent, et notre malade se décide à entrer, le 20 février 1881, à l'hôpital Saint-Louis, où nous le trouvons dans le service de M. Ledentu, salle Saint-Augustin, lit n° 65. Après avoir constaté les antécédents syphilitiques de ce malade, voici ce que nous observons du côté des bourses :

A droite, la peau est épaissie, légèrement infiltrée, très peu mobile sur les parties sous-jacentes ; cependant il n'existe en aucun point de véritables adhérences. La cavité vaginale semble avoir entièrement disparu par suite de l'accolement de ses deux feuillets. La glande, dans laquelle il est difficile de séparer l'épididyme du testicule, a le volume d'un œuf de dinde ; elle est irrégulière et présente de grosses bosselures dont la plus volumineuse existe à la partie antéro-inférieure. En arrière et en bas la dureté est moins grande, la pression détermine en ce point une douleur affaiblie, mais analogue à celle que fait éprouver le testicule sain. L'épididyme, confondu avec le testicule au dehors, en semble distinct lorsqu'on palpe la glande en dedans et en haut ; il y a là une sorte de cimier de la grosseur du pouce, d'une dureté ligneuse, d'une surface irrégulière, qui coiffe la partie postéro-supérieure du testicule. — Le canal déférent de ce côté est sain.

La glande gauche est beaucoup plus volumineuse encore. Elle a le volume du poing du malade. La peau violacée présente trois pertes de substance : l'une du diamètre d'une pièce de 2 francs ; l'autre de celui d'une pièce de 1 franc ; la troisième de la largeur d'une pièce de 50 centimes. Du reste, il est probable qu'avant peu de jours ces trois ulcérations n'en feront plus qu'une. Les bords amincis en sont nets, réguliers et comme taillés à l'emporte-pièce. Au-dessous des bords décollés on voit sourdre une certaine quantité de pus fétide. Les tissus mis à nu par ces pertes de substance sont d'un jaune sale ; la surface en est sèche, sauf au niveau des bords humectés par le pus qui filtre entre la tumeur et les téguments. En un point on voit deux ou trois gros bourgeons charnus à surface sèche et un peu affaissée. La tumeur est extrêmement dure. La vaginale a disparu. Une portion du testicule paraît cependant libre en arrière et la pression y réveille la douleur caractéristique. On dirait que la tumeur est surtout développée aux dépens de la partie antérieure du testicule. L'épididyme est confondu avec le reste de la glande.

Le canal déférent de ce côté également est sain. Les érections, un peu moins fréquentes depuis trois ou quatre mois, ont toujours persisté. La prostate est normale ; les poumons sains. L'état général est excellent.

On donne de l'iodure de potassium à la dose de 4 grammes par jour.

La peau violacée qui sépare les trois solutions de continuité se sphacèle sous nos yeux, et, par cette large ouverture, le testicule est mis à nu. C'est bien dans l'albuginée que s'est développée la gomme. Elle apparaît avec son tissu blanchâtre qui se désagrège par fragments feuilletés. Les couches superficielles noircissent, se détachent et s'agglutinent aux pièces de pansement. Le fongus n'est pas encore formé ; la masse glandulaire ne fait pas saillie hors du scrotum. Mais peu à peu la peau se rétracte et glisse sur le testicule, qui émerge de plus en plus jusqu'à ce que les enveloppes dépassent son plus grand diamètre. Elles viennent, en arrière de lui, étreindre l'épididyme et le cordon. Déjà, sur le pourtour de la gomme, l'albuginée végète, et des bourgeons agglomérés, du volume d'un grain de chènevis et même d'un pois, proéminent en divers points. Enfin le tissu mortifié s'élimine. Çà et là naissent, en soulevant encore quelques débris caséeux, de rares granulations qui bientôt se multiplient, et sur la surface détergée s'organisent des fongosités exubérantes.

Cependant, le traitement ioduré a déjà provoqué une amélioration. Le testicule droit est devenu plus souple ; le gauche diminue un peu de volume. L'ouverture du scrotum adhère maintenant aux tissus. Les bords granulent et ses bourgeons charnus, se continuant avec ceux qui recouvrent le testicule, forment une membrane végétante continue dont la surface diminue, se rétracte et attire les enveloppes scrotales. C'est ainsi que la glande s'entoure de nouveau de ses tuniques. Au bout de trois mois il ne reste plus, comme vestige de cette hernie de l'organe et de cette végétation de l'albuginée, qu'une cicatrice de la peau et une adhérence de la face profonde de cette cicatrice avec le testicule. Les deux glandes ont repris leur souplesse et leur volume normaux.

OBSERVATION II

Sarcocèle syphilitique du testicule gauche. — Fongus superficiel consécutif. — Accidents graves et multiples. — Traitement mixte énergique. — Guérison.

(Observation inédite du Dr de la Roche.)

X..., engagé conditionnel, âgé de 24 ans, constate le 15 septembre 1879 l'existence d'une ulcération au niveau du frein de la verge; il s'en inquiète peu et n'a recours qu'à des soins de propreté; mais, comme le mal persiste, il consulte un médecin et le traitement mercuriel est appliqué.

Il entre à l'infirmerie, d'où on le dirige sur l'hôpital militaire de Lyon. Là, une salivation exagérée qui survient force le malade à interrompre son traitement. C'est alors qu'apparaissent des plaques muqueuses sur le voile du palais; on les cautérise, mais on ne fait prendre aucun médicament à l'intérieur. Un mois plus tard, en novembre, les plaques muqueuses ulcérées envahissent les conjonctives, le front, les joues, le cuir chevelu, les piliers postérieurs du pharynx et les jambes. En même temps se développe une iritis très grave de l'œil gauche.

On reprend le traitement interne : mercure et iodure de potassium. L'état général s'améliore, et les plaques muqueuses disparaissent. Mais, au mois de janvier, les accidents secondaires reviennent, et avec eux des exostoses sur les tibias et sur le frontal. Le malade s'affaiblit; il perd l'appétit et cesse le traitement interne.

Au mois de juin 1880, M. de la Roche et M. Delore voient le malade pour la première fois; ils trouvent de vastes ulcérations sur la paroi postérieure du pharynx, le voile du palais et le cuir chevelu. Ils constatent en outre une augmentation de volume de la bourse droite, dont la grosseur dépasse un peu celle d'un œuf de poule. Interrogé à ce sujet, le malade, qui avait voulu entrer dans la cavalerie, répondit avoir été refusé au conseil de révision pour une hydrocèle gauche antérieure à sa maladie.

On prescrit un traitement énergique. Une salivation mercurielle très prompte oblige à suspendre le sirop de Gibert, mais on continue les frictions et les bains. L'amélioration est à peine marquée lorsque le malade nous quitte pour retourner chez lui.

Le 5 juillet, les plaques muqueuses de la gorge reviennent encore ; la déglutition est difficile, le malade maigrit. Au commencement de septembre, le palais se perfore, tandis qu'il se déclare dans le testicule gauche une douleur assez vive qui attire l'attention sur les bourses où se creuse une ulcération. A ce niveau se développe une tumeur qui fait saillie au-devant du scrotum. Ce fongus grossit et le malade regagne Lyon.

On constate alors la détérioration de l'organisme, la perforation du voile du palais, la destruction du pilier antérieur droit et de vastes ulcérations sur le front et le cuir chevelu. Le scrotum est, à gauche, le siège d'une perte de substance du diamètre d'une pièce de 5 francs environ ; par cet orifice sort une tumeur fongueuse, d'aspect noirâtre par places, comme sphacélée, indolente et suppurant à peine.

On cautérise les ulcérations au nitrate acide de mercure, les plaies scrotales sont pansées avec de la pommade au calomel. L'iodure n'est pas toléré ; on insiste alors sur les frictions hydrargyriques, les bains au sublimé. La tumeur fongueuse n'en grossit pas moins. On en excise une partie ; la surface de la coupe est blanc bleuâtre, nacré ; sur le pourtour il y a des bourgeons charnus qui saignent facilement ; une couche noirâtre se reforme rapidement ; une excision nouvelle est faite et l'on peut, avec la pince, attirer des tubes filamenteux blanchâtres que l'on pourrait prendre pour des tubes séminifères.

Le professeur Rollet conseille des lavements avec 2 grammes d'iodure. Amélioration de la gorge au bout de huit jours, mais le fongus continue à grossir. On peut donner enfin l'iodure par la bouche. De 2 grammes, la dose est rapidement élevée à 8. Bientôt les ulcères se comblent, le testicule diminue, la plaie du scrotum devient rose, granuleuse, bourgeonnante et se cicatrise, la glande devient plus souple-et au bout de trois semaines il ne reste plus qu'une petite plaie de la largeur d'une pièce de 20 centimes, adhérente au testicule.

Lorsque le malade nous quitte, au commencement de décembre, il a de l'appétit; il engraisse. Depuis, nous avons reçu de ses nouvelles : aucun accident n'a reparu.

OBSERVATION III

Double sarcocèle syphilitique chez un enfant de 3 ans. — Fongus superficiel du testicule droit. — Grande amélioration par le traitement mixte. — Mort. — Autopsie et examen anatomique.

(Obs. Obedenare, examen histologique de MM. Cornil et Coyne.)

Serban Patrachi, petit tzigan, âgé de 3 ans, entré le 31 janvier 1872.

La mère de cet enfant est entrée à notre hôpital en1870 avec son fils. Elle avait un chancre induré à chaque mamelle, la pléiade ganglionnaire aux aisselles, des douleurs rhumatoïdes dans les épaules et les tempes, etc... Son fils, âgé alors de quelques mois, avait des plaques muqueuses et des ulcérations sur la face interne des joues. Après deux mois et demi de traitement, la mère et l'enfant sont sortis guéris en apparence de leurs accidents. Depuis, ce dernier a eu constamment les fièvres paludéennes plus ou moins compliquées. Il a été mal nourri et nullement traité ; en sorte que l'intoxication paludéenne et la syphilis se faisaient concurrence pour le débiliter.

Au mois d'août 1871, le scrotum commença à se tuméfier. Au commencement de janvier 1872, il se fit une ulcération par où sortit une tumeur.

État actuel. — Enfant amaigri, pâle, teint malarique, chairs flasques. Plaques muqueuses sur la face interne des joues. Autour de l'anus, plusieurs condylomes bien caractérisés. Sur la fesse droite et tout près de l'entrée de l'anus, condylome aplati, large de 0^m,025. A la partie droite et inférieure du scrotum, ulcération à peu près circulaire de 0^m,025 de diamètre, par laquelle sort une tumeur de forme cylindrique, un peu aplatie, mesurant 0^m,025 de diamètre et 0^m,015 en hauteur. Sa consistance rappelle celle du squirrhe. Cette tumeur se prolonge dans les bourses, dans une étendue de 0^m,015, en conservant à peu près le même diamètre. La compression ne détermine aucune douleur. De l'extrémité supérieure de la tumeur part un cordon gros comme le pouce de l'enfant et qui s'amincit à mesure qu'il s'approche du canal inguinal. La portion herniée de la tumeur est d'une couleur rosée mêlée de jaune par places. La pression fait suinter une très petite quantité d'un liquide ayant la consistance de la lymphe plastique. Autour de l'ulcération, la peau des bourses est d'un rouge violacé, ainsi que les couches sous-jacentes; elle est un peu indurée. On reconnaît facilement que la tumeur n'est autre chose que le testicule droit. De ce côté, les ganglions inguinaux sont indurés, un peu plus gros qu'un petit pois.

A gauche, la peau du scrotum est à peine épaissie; elle est rouge, mais moins qu'à droite. Le testicule ne présente aucune lésion apparente.

La rate est augmentée de volume. Fièvre tous les soirs.

Traitement. — 2 grammes de liqueur de Van-Swieten et 0^gr,20 d'iodure de potassium. Sur le testicule, pommade à l'oxyde rouge de mercure.

22 février 1872. —La portion herniée a diminué de moitié; ses bords sont arrondis ; elle a maintenant la forme d'une extrémité d'ovoïde; couleur et consistance comme lors de l'entrée à l'hôpital.

Le volume des bourses est aussi diminué. Les plaques muqueuses de la bouche ont disparu. Les condylomes du pourtour de l'anus représentent à peu près le cinquième de ce qu'ils étaient.

Facies meilleur; teint malarique moins prononcé. Le petit mange; il est gai.

9 avril 1872. — La tumeur fait à peine saillie au dehors ; avec le scrotum, elle forme à peine le volume d'un abricot de moyenne grosseur. L'ulcère n'a plus que $0^m,018$ de diamètre ; le testicule, dont la tumeur est une dépendance, a le volume d'une petite noix. Le cordon droit est tout aussi gros qu'autrefois. Les condylomes ont disparu et sont remplacés par de simples taches.

20 mai 1872. — L'ulcération du scrotum est réduite à $0^m,008$ de diamètre. Le testicule est complètement rentré dans les bourses ; il a le volume d'une grosse olive; sa surface est lisse, son extrémité inférieure adhère au scrotum au point où se trouve l'ulcération. Dans tout le reste de son étendue, l'organe est libre de toute adhérence, mobile dans tous les sens. Le cordon droit est toujours gros ; rien de particulier à gauche. L'enfant mange bien et engraisse.

En juin et en juillet, retour des accidents palustres, fièvres d'accès, diarrhée, vomissements, toux, congestion de la rate, anémie. Amaigrissement malgré tous les toniques que nous avons employés. Sulfate de quinine.

Statu quo pour les testicules.

Novembre 1872.—Le petit tzigan est devenu cachectique.

Mars 1873. — Apparition d'une ulcère au niveau des articulations métatarso-phalangiennes Une autre ulcération à peu près dans la même région à droite. Ces ulcères sont circulaires, arrondis, de 0ᵐ,02 de diamètre et intéressent toute la peau. Ganglions inguinaux des deux côtés, tuméfiés et gros comme une noisette. A deux ou trois jours d'intervalle apparaissent d'autres ulcérations sur le cuir chevelu, ayant les mêmes caractères que celles des pieds. Leur aspect rappelle celui des ulcérations que l'on observe sur les jambes des adultes dans la période secondaire avancée de la syphilis ou au commencement de la période tertiaire. Sous les angles de la mâchoire inférieure, plusieurs ganglions de la grosseur d'une noix muscade. L'enfant s'étiole de jour en jour.

Avril 1873. — Œdème de la face, puis des membres inférieurs ; ascite. Douleur très marquée dans l'hypochondre gauche. Toux, expectoration glaireuse, épanchement pleural.

29 *avril.* — Mort.

Autopsie. — Les pièces ont été examinées par M. Kalindéro, ancien interne des hôpitaux de Paris. Cerveau et méninges infiltrés de sérosité. Poumons œdématiés. Rate triplée de volume; ses cloisons celluleuses hypertrophiées, sa capsule épaissie et adhérente. Foie augmenté de volume et graisseux ; sa capsule également épaissie. Ganglions mésentériques gros et indurés. Reins très volumineux pesant 70 grammes chacun, anémiés et stéatosés.

Le testicule gauche, qui ne paraissait pas malade pendant la vie, présente à la coupe une hyperplasie, un épaississement des cloisons celluleuses, cloisons qui sont devenues fibreuses. Dans l'intervalle, il est resté du tissu normal du testicule (nous parlons ici du résultat de l'examen fait à l'œil nu) ; à la coupe, on voit des striés formées par les cloisons du tissu conjonctif alternant avec des stries de tissu sain ou à peu près. Les stries ont de 1 à 2 millimètres d'épaisseur.

Le testicule droit a dans sa moitié supérieure des stries comme le gauche; à mesure qu'on s'éloigne de l'extrémité supérieure, les cloisons du tissu conjonctif deviennent de plus en plus épaisses, de plus en plus larges, en sorte que dans le quart inférieur, il n'y a presque plus de tissu testiculaire.

D'après cet examen fait à l'œil nu, nous avons conclu que nous avions affaire à un testicule syphilitique type. Néanmoins nous avons tenu, mon collègue Kalindéro et moi, à avoir l'avis de M. Cornil. Nous avons envoyé les deux testicules à Paris, et voici ce que M. Cornil nous a répondu : « Les testicules sont bien et dûment atteints de périorchite et d'orchite syphilitiques. Je crois qu'il s'agit de syphilis héréditaire. Ce sont des observations très intéressantes et importantes d'autant plus que dans l'histoire de la syphilis héréditaire infantile, les lésions des testicules ont passé inaperçues.

« Les lésions portent sur la vaginale, l'albuginée, l'épididyme et le tissu conjonctif interstitiel du testicule. Il s'agit partout d'une inflammation chronique hyperplastique, avec formation de tissu conjonctif jeune et multiplication des éléments cellulaires. »

Suit le détail.

OBSERVATION IV

Sarcocèle syphilitique. — Fongus du testicule. — Castration. — Examen de la tumeur.

(Letenneur et Ranvier. — *Soc. an.*, juin 1862.)

Le mal a débuté il y a dix mois par une orchite aiguë; sans blennorrhagie. Le malade, marin de profession, fut soigné dans différents ports de l'Angleterre, M. Letenneur constate un engorgement considérable du testicule droit. Le scrotum du même côté présentait trois ouvertures, dont deux donnaient passage à un fongus volumineux n'ayant nullement les caractères d'un cancer ulcéré et bourgeonnant. Les masses fongueuses et l'ouverture fistuleuse donnaient en abondance du pus séreux.

La tumeur n'était pas douleureuse. Le cordon était sain. Aucun signe de tuberculisation pulmonaire.

Bien que M. Letenneur ne trouvât à la maladie ni les caractères du cancer, ni ceux du tubercule, il fait la castration en voyant les progrès du mal. Mais quelques jours plus tard il obtenait du malade les aveux suivants : Il y a cinq ans chancre sur la face dorsale du gland traité par des cautérisations et dont on voit encore la cicatrice large et déprimée; deux mois après, éruption sur tout le corps de larges pustules qui se sont recouvertes de croûtes noirâtres. Au bout d'un an, iritis reconnue par le médecin comme étant de nature syphilitique. Cette iritis, qui a duré six mois, a été traitée à l'intérieur probablement par l'iodure de potassium.

Examen de la pièce par M. Ranvier. — Il est difficile de retrouver les différentes enveloppes du testicule. Leur soudure a été probablement le fait de l'inflammation produite autour des parties primitivement malades.

A la région inférieure du scrotum, deux ouvertures : une considérable, de 3 centimètres de diamètre, par laquelle s'échappe une masse fongueuse; une petite toute voisine qui conduit dans une poche entourant le pédicule du fongus. Le volume de la tumeur entière est quatre ou cinq fois plus considérable que celui du testicule normal. La portion fongueuse est grosse comme un œuf de pigeon.

A la coupe, la tumeur paraît tout d'abord être formée

en grande partie par de la matière tuberculeuse. Mais par un examen attentif on s'assure qu'il s'agit d'autre chose.

On trouve dans la portion fongueuse de la tumeur un noyau gros comme une amende, présentant l'aspect du parenchyme testiculaire ordinaire. On peut en extraire des tubes séminifères de plusieurs centimètres de long. Deux ou trois lobules seulement semblent le former; on distingue nettement leurs cloisons fibro-cellulaires. Autour de ce noyau et du côté qui regarde la face libre du fongus, une couche fibreuse de 3 centimètres. Plus en dehors une masse granuleuse qui forme les $\frac{4}{5}$ de la portion herniée. La surface de cette masse est formée par de gros bourgeons charnus.

A l'examen microscopique, les tubes séminifères présentent une structure presque normale. Leur membrane de tissu conjonctif est peu granuleuse; on y voit aussi quelques cellules fusiformes avec noyaux très nets. L'enveloppe fibreuse est constituée par des faisceaux de fibres de tissu conjonctif, des fibres élastiques et un grand nombre de cellules fibro-plastiques régulières. Dans la couche la plus extérieure on voit aussi de nombreuses cellules fibro-plastiques, des granulations irrégulières et des vaisseaux de nouvelle formation.

La portion intra-scrotale de la tumeur est formée par une masse variée dans son aspect, présentant des lobules allongés et séparés les uns des autres par du tissu fibreux de faible résistance. De ces lobules, les uns sont opaques et granuleux; d'autres ont un aspect fibrillaire; quelques-uns sont un peu translucides. En grattant avec un scalpel les surfaces d'une coupe pratiquée dans la tumeur, on obtient des préparations où l'on peut distinguer des cellules polygonales semblables à celles qui tapissent l'intérieur des conduits séminifères. On ne rencontre nulle part ces masses formées uniquement de granulations fines et anguleuses qui sont un des caractères anatomiques du tubercule.

OBSERVATION V

Sarcocèle syphilitique. — Fongus superficiel du testicule. — Castration. — Examen de la tumeur.

(Ollivier. *Bulletin de Soc. an.*, décembre 1867.)

L..., Étienne, âgé de 61 ans, cultivateur, entre le 23 octobre 1867 à l'hôpital Saint-Louis, dans le service de M. A. Guérin. C'est un homme pâle, affaibli, qui a toujours, jusqu'à ces dernières années, joui d'une bonne santé. Il prétend n'avoir jamais eu, dans sa vie, d'autres maladies que plusieurs chancres à l'âge de 22 ans, chancres pour lesquels il serait resté quelques jours à l'hôpital militaire. Il n'aurait point présenté à la suite de symptômes de syphilis ; cependant il nous dit qu'un de ses enfants a eu longtemps des clous ; de plus M. Guérin a vu, il y a sept ans, chez lui à la campagne, un enfant encore en nourrice et qui était couvert de plaques muqueuses ; enfin la femme du malade est venue, le 22 novembre, consulter M. Guérin pour une gomme du tibia gauche avec gonflement du périoste ; elle présentait en outre sur la jambe des cicatrices brunâtres évidemment syphilitiques.

Dans les derniers jours d'août, sans cause connue, les bourses de notre malade sont devenues le siège d'un gonflement douloureux ; la peau, au dire du malade, a pris une teinte noirâtre à ce niveau, et, après huit à dix jours de douleurs, il se serait ouvert un abcès d'où serait sorti un litre de pus. Trois ou quatre jours après l'ouverture de cet abcès se serait présentée à l'extérieur des bourses une masse rougeâtre que le malade compare à un morceau de viande.

Lorsque nous l'examinons, nous sommes frappés du volume que présente son scrotum, surtout du côté droit. Plusieurs éléments contribuent à produire cette augmentation de volume; c'est d'abord une hernie inguinale facilement réductible. Au-dessous d'elle et complètement indépendante, se voit une tumeur qui semble faire hernie à travers le scrotum, du volume d'un œuf, rosée, granuleuse à sa surface et suppurant. Cette tumeur est comme surajoutée en avant du testicule qui est aussi augmenté de volume, dur et insensible à la pression. Le testicule gauche est normal.

La tumeur testiculaire augmente peu à peu de volume. Le 20 novembre elle est manifestement séparée en deux portions : une externe granuleuse et continuant à suppurer; une profonde, dure, non douloureuse au toucher et qui paraît être le testicule et l'épididyme augmenté de volume. A l'union de ces deux portions se trouve un point un peu plus rétréci au pourtour duquel vient s'insérer le scrotum.

Le cordon est parfaitement sain.

M. Guérin se décide à faire la castration et, à la fin de l'année, le malade est en bonne voie de guérison.

Examen de la pièce. — La totalité de la tumeur représente assez bien le volume d'un œuf de dinde. Elle est divisée en deux portions par un sillon bien marqué dans lequel venait s'insérer le scrotum. La portion antérieure est formée par le testicule lui-même, dont les cloisons sont légèrement hypertrophiées. Les tubes glandulaires sont sains. Le testicule est enveloppé, du reste, de sa tunique albuginée qui a bourgeonné, est devenue granu-

leuse et qui forme la partie extérieure de la tumeur.
La deuxième portion de la tumeur, celle qui était recouverte par le scrotum, est irrégulière, bosselée à sa surface. Si on la divise avec le scalpel, on la trouve formée d'un tissu fibreux, creusée dans une grande portion de son étendue de vacuoles irrégulières, anfractueuses. Dans ces vacuoles et sur leurs parois se trouvait une matière blanchâtre, de consistance crayeuse. Enfin, au côté interne et supérieur de la tumeur se voit l'épididyme dans lequel on peut reconnaître encore la substance normale, mais « infiltrée de granulations jaunâtres ». M. Vulpian, qui a examiné cette tumeur, n'y a trouvé que du tissu conjonctif et des noyaux de ce même tissu.

OBSERVATION VI

Sarcocèle syphilitique. — Fongus profond volumineux. — Guérison rapide à la suite du traitement mixte. — Destruction complète du testicule.

(Observation inédite de M. Reclus.)

Trempu, Frédéric, plombier, âgé de 43 ans, entre le 15 juin 1875 dans le service de M. Labbé, pour une tumeur du testicule.

D'une très bonne santé habituelle, ce malade n'a jamais eu de grave maladie. Il n'est pas scrofuleux et il nie tout antécédent syphilitique. Voici l'histoire qu'il nous raconte :

Après la Commune, il fut envoyé sur les pontons, où il eut beaucoup à souffrir; il y fut pris de rhumatisme articulaire aigu. On le mit à l'hôpital de Brest, d'où il sortit amélioré au bout de cinq semaines pour regagner son ponton. Mais un mois après, la bourse gauche se tuméfia et devint le siège de vives douleurs ; elle grossit assez rapidement et atteignit en peu de temps le volume d'un œuf de canard. Le malade est de nouveau envoyé à l'hôpital militaire ; on applique des cataplasmes, on fait des onctions d'onguent mercuriel ; les douleurs s'apaisent et la tuméfaction diminue. Mais l'ordre d'évacuation est donné ; le malade est dirigé sur Saint-Germain, où siège le conseil de guerre. C'est là qu'une ordonnance de non-lieu lui permet de retourner chez lui.

Depuis cette époque il ne s'est plus soigné ; il s'est contenté de soutenir par un suspensoir les bourses toujours tuméfiées ; d'ailleurs il ne souffrait que peu ; à peine quelques élancements douloureux le soir, après le travail. Cet état a duré environ trois ans.

Il y a dix mois, il s'est produit un travail inflammatoire : les douleurs sont devenues plus vives, la peau a rougi ; il s'est formé un abcès qui s'est ouvert en donnant issue à un liquide pruriforme. C'est par cette ouverture qu'il vit pointer presque immédiatement une petite tumeur qui peu à peu se dégagea pour s'épanouir à l'extérieur en une masse fongueuse ulcérée. La peau qui en étranglait le pédicule était plus rouge, nous dit-il, mais lisse et à peu près semblable aux téguments environnants. Ce n'est guère qu'au bout de trois ou quatre mois qu'elle aurait pris l'aspect actuel.

La portion gauche du scrotum est en effet fort différente des téguments environnants ; tout autour de la fongosité centrale de cette tumeur qui émerge et provient de la glande elle-même, la peau est mamelonnée et couverte de bourgeons pressés les uns contre les autres et séparés seulement par des sillons étroits et profonds. Ces saillies sont de grosseur variable, du volume d'un grain de chènevis à celui d'un pois, très nombreuses au pourtour du fongus. Elles deviennent petites et rares à 4 centimètres de la tumeur, et la peau finit par prendre son caractère normal. Cette portion granuleuse forme donc une zone circulaire de 3 à 4 centimètres de rayon. Les bourgeons qui la constituent ne sont point saignants, mais recouverts d'une peau sèche, et comme chagrinée.

En certains points, on voit partir du pourtour de la zone une sorte de cicatrice calleuse. L'une se dirige vers la base de la verge qu'elle étrangle dans sa demi-circonférence inférieure en provoquant une gêne de la circulation. Aussi le fourreau du pénis est-il violacé, tuméfié et, de même que le scrotum, atteint d'œdème chronique. Tous ces tissus ont un aspect éléphantiasique des plus caractérisés.

C'est du milieu de cette zone mamelonnée qu'émerge le fongus irrégulier, tomenteux, de couleur rose, sauf en certains points grisâtres et comme sphacélés. Il est du volume d'une grosse noix, uni aux parties profondes par un pédicule qui s'enfonce au travers des enveloppes, dont il est séparé par un sillon profond que peut parcourir un stylet, mais dans la profondeur d'un centimètre seulement.

Il est difficile de reconnaître la position exacte du testicule et ses connexions avec le fongus. L'épaississement de la peau, son œdème chronique, empêchent de le circonscrire entre les doigts. Mais à la partie supérieure, on sent le canal déférent qui se dégage du tissu induré. Il est d'un volume double de celui du côté opposé, mais régulièrement arrondi et nullement moniliforme. Il n'existe pas de ganglions engorgés dans le bassin ; ceux de l'aine sont volumineux et un peu douloureux.

Le traitement spécifique est institué et, dès les premiers jours, sous son influence, un mieux très manifeste se fait sentir. Déjà au cinquième jour les tissus sont plus souples, moins tendus, moins rouges et l'œdème diminue sensiblement. Peu à peu le fongus diminue et s'affaisse, les bourgeons deviennent plus serrés, plus petits ; les mamelons des téguments disparaissent eux aussi ; et au bout d'un mois le fongus a disparu par cicatrisation de la masse bourgeonnante.

Les téguments sont devenus assez souples pour permettre de sentir dans la tunique vaginale un petit moignon très dur, de la grosseur d'une noisette et adhérent à la cicatrice. Il se continue avec le cordon qui, lui-même, tout en restant plus gros que celui du côté opposé, a perdu de son volume et de sa résistance première. Il ne reste plus d'ailleurs sur le scrotum que quelques petites saillies sur le pourtour de la cicatrice ; l'aspect calleux et éléphantiasique a complètement disparu, lorsque le malade quitte l'hôpital.

OBSERVATION VII

Gomme suppurée du testicule. — Fongus syphilitique profond. — Castration. — Examen de la tumeur.

(Résumé d'une observation de M. Péan. *Clinique de l'hôpital Saint-Louis*, 1878, t. III, sous presse.)

Paul, Auguste, 35 ans, chauffeur, entre le 9 juillet 1877, n° 3, salle Saint-Augustin. Forte constitution. En 1865, chancre du gland ; bubon suppuré, taches sur le corps. Traitement par la liqueur de Van-Swieten. Le malade se marie et a quatre enfants bien portants. Il y a quatre ans, le côté droit du scrotum devint très volumineux ; tuméfaction inflammatoire peu douloureuse. Application de sangsues. Amélioration, mais le testicule reste volumineux. Il y a un an, entré à l'hôpital pour des accidents analogues. Traitement par l'iodure de potassium. Quinze jours après la sortie, un abcès s'ouvre spontanément sur la face antérieure du scrotum; écoulement d'une matière purulente épaisse, mélangée à du sang. L'ouverture de l'abcès devient fistuleuse et se recouvre de fongosités qui prolifèrent malgré la continuité du traitement antisyphilitique.

État actuel. — Sur la face antérieure de la partie droite du scrotum existe un champignon fongueux, ovoïde, du volume d'une mandarine; sa surface est recouverte de bourgeons charnus volumineux, luisants, de coloration rouge foncé. La peau du scrotum est lisse, tendue, de couleur violacée, ocreuse; elle s'arrête au pourtour du fongus sans se confondre avec lui. Au toucher, la tumeur est dure, de consistance homogène; les bourgeons charnus présentent eux-mêmes une certaine résistance et sont peu saignants au contact. Par sa base, la tumeur se confond avec le testicule, qui est plus volumineux qu'à l'état normal et induré dans la plus grande partie de son étendue. En arrière et en haut sa consistance est moins grande; sensation obscure de fluctuation. On ne sent plus l'épididyme qui semble confondu avec la masse morbide. La tumeur est presque indolente, mais la pression détermine la douleur énervante qui accompagne la compression du testicule. Les ganglions inguinaux du côté droit sont indurés et légèrement augmentés de volume, l'un d'eux a le volume d'une aveline.

Le traitement ioduré et mercuriel a été suivi pendant longtemps sans résultat. Convaincu qu'il serait inutile d'insister davantage sur ce traitement qui a échoué, nous nous proposons d'opérer. L'opération, faite avec le bistouri et les pinces, fut exécutée en quelques minutes, le 14 juillet 1877, sans perte de sang. Sur une coupe, nous trouvons que la portion fongueuse de la tumeur occupe l'albuginée et la surface du testicule et que la plus grande partie de cet organe est respectée.

La vaginale épaissie contient 20 grammes d'un liquide lactescent légèrement trouble. La trame de la substance du testicule est comme infiltrée de lymphe plastique, grisâtre jusqu'à la base du fongus avec lequel elle se confond. En ce point comme dans l'épaisseur du fongus, on ne distingue plus de tissu semblable à celui de la substance séminifère. C'est un tissu d'aspect celluleux, vasculaire, entre les fibres duquel on voit des dépôts diffus d'un blanc légèrement jaunâtre qui ressemblent plus aux exsudats de l'inflammation chronique qu'à des dépôts tuberculeux.

L'albuginée est épaissie sur toute son étendue. En certains points elle a plus d'un centimètre d'épaisseur; il semble qu'elle soit infiltrée elle-même de lymphe plastique et doublée de feuillets fibreux peu distincts. A sa base, elle se continue avec la substance testiculaire. A la base du fongus, bien qu'elle forme une espèce de sillon, elle se confond avec lui sans qu'il soit possible de bien l'en isoler par dissection.

Le 3 août, la cicatrisation est complète. Le malade sort guéri.

OBSERVATION VIII

Sarcocèle syphilitique. — Double fongus ayant persisté près de deux ans. — Traitement antisyphilitique. — Guérison.

(M. Marc Sée.)

M. C..., officier retraité, entre le 15 avril 1878 à la maison municipale de santé, dans le service de M. Marc

Sée; il voulait se faire enlever deux tumeurs des bourses qu'il portait depuis plusieurs mois.

C'est un homme d'une taille élevée, d'une bonne constitution, d'un teint mat. Dans son enfance, il aurait eu le carreau. Durant la campagne du Mexique, il fut atteint de la fièvre jaune, qui le laissa profondément anémié. Comme antécédent vénérien, nous trouvons : en 1845, chancre induré traité par le mercure à l'intérieur; en 1848, blennorrhagie suivie d'orchite; en 1850, bubon suppuré qui fut ouvert avec de la pâte de Vienne. Le malade a pris de l'iodure de potassium à plusieurs reprises. En 1867, douleurs névralgiques dans diverses régions et taches sur les membres inférieurs.

En 1870, tuméfaction des bourses qui disparut au bout d'un certain temps; en 1875, au mois de janvier, à la suite d'un coup ou d'un accident de cheval, le malade ne sait pas au juste, il s'aperçut que son testicule gauche grossissait de plus en plus. Les bourses prirent en peu de temps le volume des deux poings; on reconnut l'existence d'une hydrocèle à gauche. Vers le milieu de la même année, le testicule droit fut pris de la même façon. Il y eut alors une hydrocèle double. Deux ponctions furent pratiquées à droite et à gauche; elles fournirent chacune un verre environ de liquide jaunâtre. Le malade ne peut dire dans quel état furent trouvés les testicules après cette évacuation.

Trois à quatre mois après les ponctions, les piqûres faites par le trocart se rouvrirent et donnèrent issue à de la sérosité mêlée de pus. Restées fistuleuses, elles ne tardèrent pas à livrer passage à des masses charnues volumineuses. En septembre 1877, un chirurgien diagnostiqua des tubercules des testicules, et prescrivit de l'huile de foie de morue et de l'iodure de potassium à l'intérieur; des onctions avec une pommade iodurée sur le scrotum. Malgré ce traitement, les masses charnues herniées avaient continué à augmenter de volume, celle du côté gauche surtout. Comme elles étaient à peu près indolentes, le malade, en mars 1878, imagina d'étreindre la base de cette dernière avec une ficelle. Mais la constriction qu'il opéra fut insuffisante pour produire la chute de la tumeur.

Lorsque le malade entre à la maison de santé, le 15 mars, on ne trouve aucun signe de tuberculose dans les poumons, non plus que dans le cordon, la prostate, les vésicules séminales; la santé générale est satisfaisante. Deux tumeurs fongueuses émergent de la partie antérieure du scrotum, dont la peau, en avant, est rouge, tuméfiée, infiltrée de lymphe plastique. La tumeur gauche, du volume d'une grosse noix, mesure 4 centimètres en diamètre et 3 centimètres en hauteur; sa surface régulièrement arrondie est granuleuse, avec des parties grisâtres, et fournit une petite quantité de pus.

La ligature enlevée, on reconnaît que la peau du scrotum, percée d'une large ouverture qui laisse passer la tumeur, se termine autour du pédicule de cette dernière par un bord aminci et décollé. Le fongus, assez ferme au toucher, indolent à la pression, repose, par une base un peu rétrécie, sur une masse de consistance analogue et d'un volume un peu moindre, contenue dans le scrotum et représentant le testicule et l'épididyme confondus. A droite, la tumeur, à part ses dimensions un peu inférieures, présente exactement les mêmes caractères; son diamètre est de 23 millimètres, sa hauteur de 2 centimètres; la base sur laquelle elle repose est un peu moins dure qu'à gauche. Les cordons testiculaires sont sains. Aucune tuméfaction dans les aines ni dans les fosses iliaques.

On ordonne un cataplasme de farine de graine de lin

sur le scrotum, des frictions sur la face interne des cuisses, avec 4 grammes d'onguent napolitain par jour ; à l'intérieur, 3 grammes d'iodure de potassium.

Le 23 avril, amélioration notable, la peau des bourses est moins rouge et tend à reprendre sa souplesse, la suppuration est presque nulle, le sillon qui marque le pédicule est moins profond, l'induration de la base moins accentuée. Le 30, les fongus ont manifestement diminué. Le 7 mai, le scrotum a repris son état normal ; le retrait des fongus s'accentue, l'induration des testicules est bien moindre. Le 14, les tumeurs sont réduites aux dimensions d'une cerise ; l'induration des testicules a disparu ; la surface ulcérée est d'un beau rouge, la suppuration à peu près tarie. Le malade quitte la maison de santé pour continuer le même traitement chez lui.

Le 1er juin, il se présente de nouveau chez M. Sée. Les deux tumeurs avaient complètement disparu et il ne reste plus à leur place que deux ulcérations déprimées, de l'étendue d'une pièce de 20 centimes, autour desquelles le scrotum est froncé légèrement. Plus tard, M. Sée constate que la guérison ne laisse plus rien à désirer. Les cicatrices adhèrent aux testicules revenus à des dimensions un peu inférieures à celles d'un testicule sain, l'épididyme est peu distinct à leur partie postérieure et ne se reconnaît qu'au cordon qui s'en détache. Le tout est peu sensible à la pression.

TABLE DES MATIÈRES

Paris. — Typ. G. Chamerot, 19, rue des Saints-Pères. — 11265.

PLANCHES

Sarcocèles scléro-gommeux

Atrophie du testicule.

Gomme suppurée.

Fongus superficiel et fongus profond.

Sarcocèles scléro-gommeux.

Fig. 1. — *Atrophie consécutive à un sarcocèle syphilitique.* La glande a dû être sculptée au milieu d'un tissu de formation nouvelle. L'épididyme a conservé un volume presque normal. Le testicule, dont les tubes séminifères ont completement disparu, n'est plus qu'un noyau fibreux.

Fig. 2. — *Fongus du testicule.* L'albuginée a été détruite par une gomme qui a franchi les enveloppes scrotales et s'est évacuée au dehors. Du milieu de la caverne et des parties avoisinantes de l'albuginée mise à nu, s'élèvent des bourgeons qui s'étalent vers les téguments.

Fig. 3. — *Gommé du testicule.* L'épididyme est sain. Le noyau caséeux, développé dans le parenchyme, est circonscrit par une zone de tissu sclérosé dont les couches épaisses sont juxtaposées en lames concentriques.

Fig. 4. — *Gomme du testicule.* Ici encore l'épididyme est sain. L'albuginée est sur le point d'être perforée par une masse caséeuse voisine dont le centre est déjà diffluent. Des travées fibreuses parcourent l'organe. Une autre gomme, mais plus petite, n'a pas été comprise dans la coupe et se trouve en plein parenchyme.

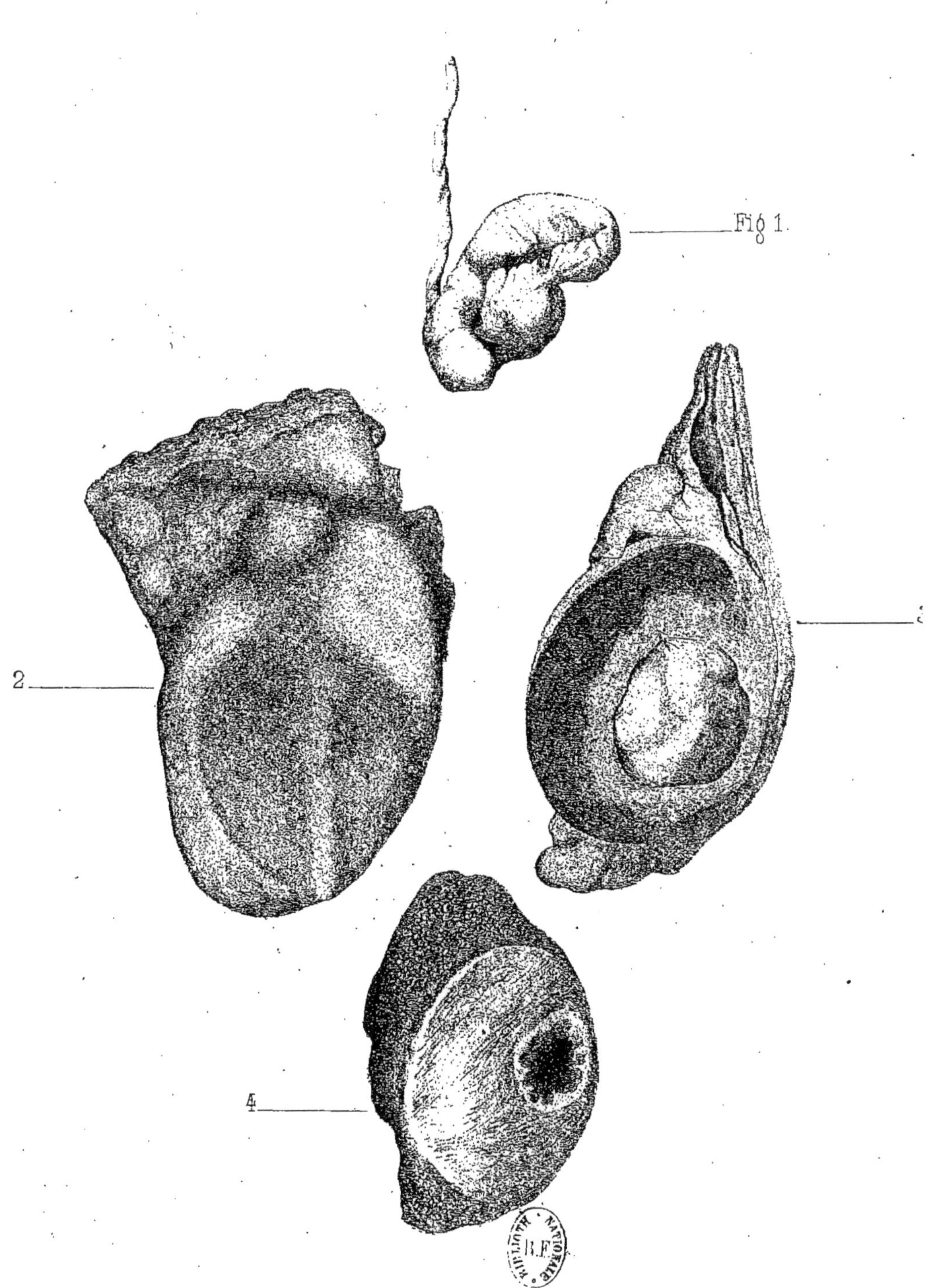
I.
Fig 1.
2
4

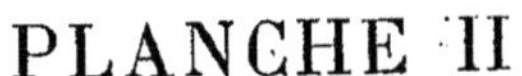

PLANCHE II

La bourse gauche est volumineuse. La glande qui la distend est bosselée, dure et indolente. Le scrotum de la bourse droite est ulcéré. Au fond du cratère que forme la perte de substance, à une profondeur de deux centimètres et demi, se trouve une masse jaunâtre ramollie. On peut avec une pince en retirer une substance analogue au bourbillon de l'anthrax. Le testicule est, comme à gauche, indolent, bosselé et dur.

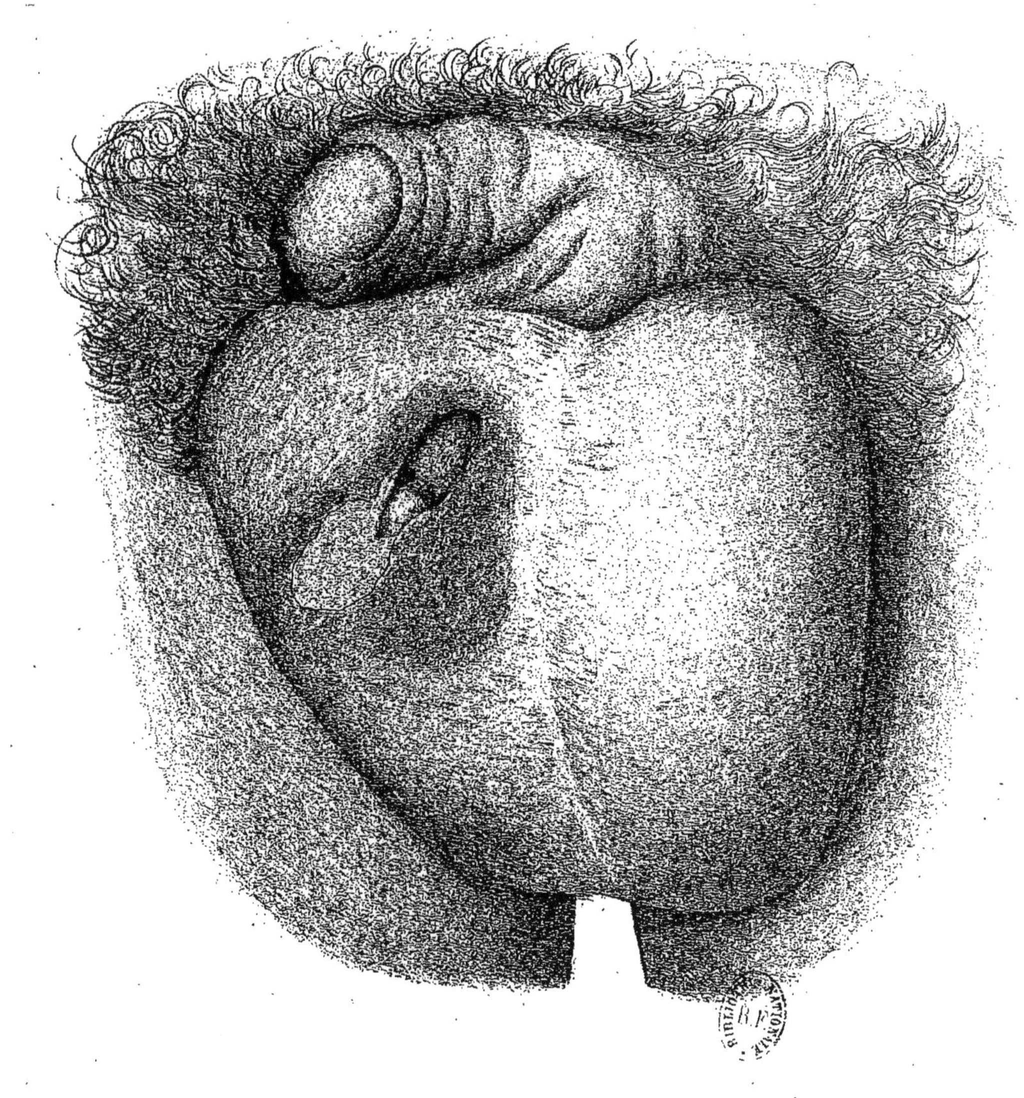

PLANCHE III

Fongus profond.

Sur la partie antérieure et latérale de la bourse gauche, dont les téguments sont œdématiés et recouverts de bourgeons charnus, existe une perte de substance d'où émerge une tumeur granuleuse du volume d'une grosse noix. La palpation et les explorations au stylet montrent que ce fongus provient de la profondeur du parenchyme testiculaire. Sous l'influence du traitement antisyphilitique, la tumeur a rapidement disparu et il n'est resté de la glande qu'un petit noyau appendu au cordon.

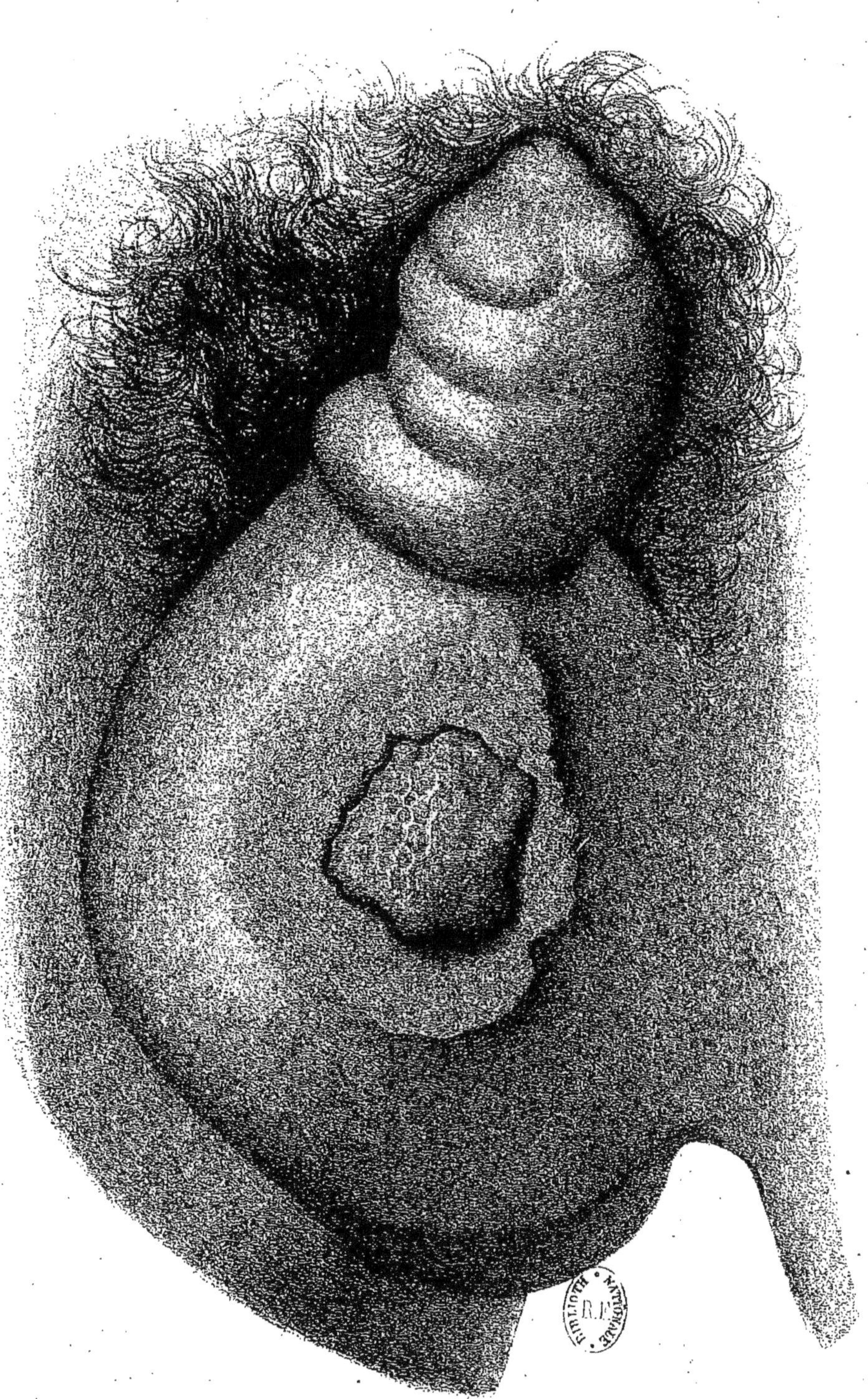

PLANCHE IV

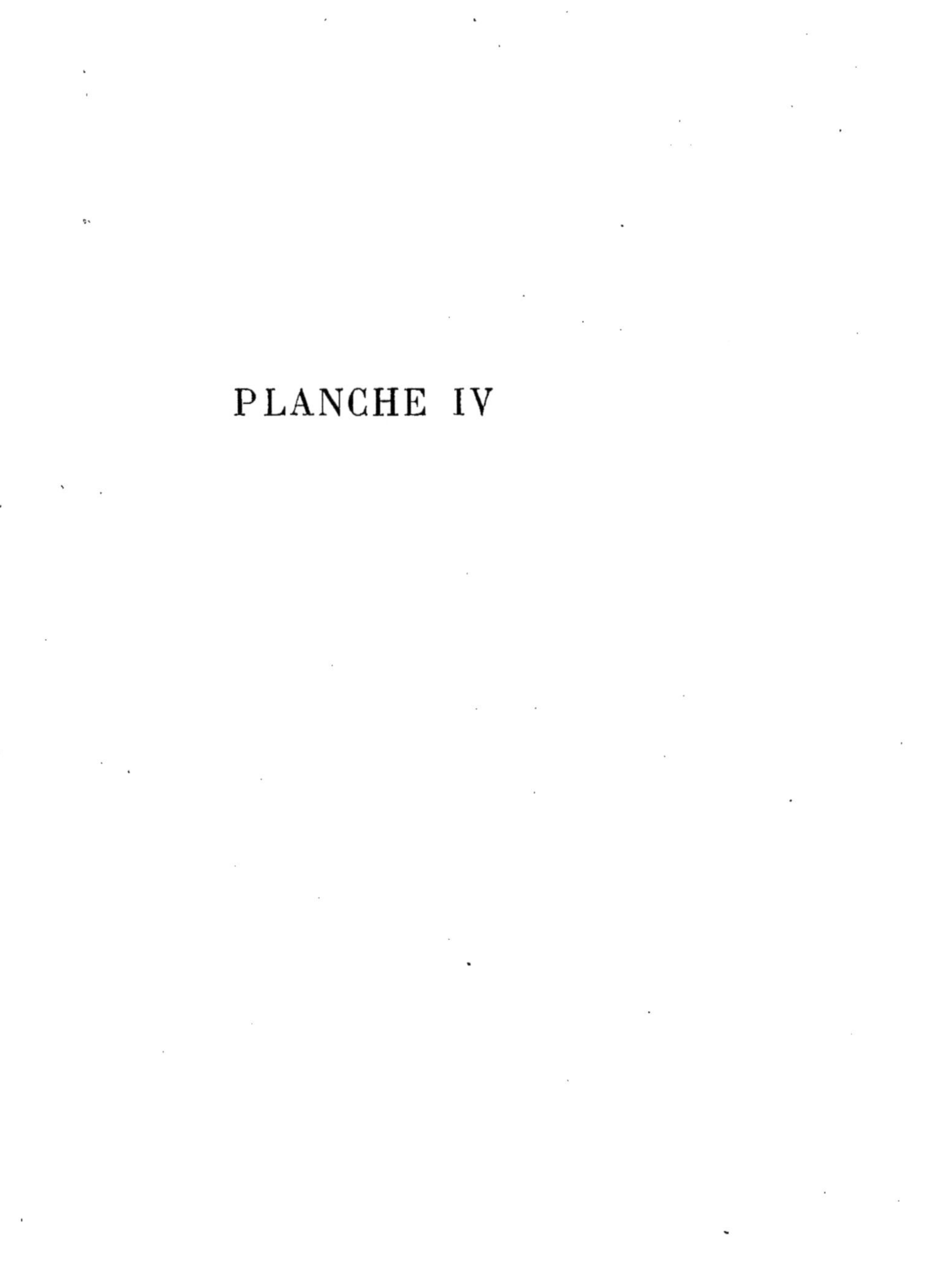

Fongus superficiel.

La bourse droite est distendue par un sarcocèle scléro-gommeux énorme. Les enveloppes de la bourse gauche sont en partie détruites et cette large perte de substance livre passage aux deux tiers, au moins, du testicule. L'albuginée, mise à nu, s'est recouverte de bourgeons charnus exubérants.

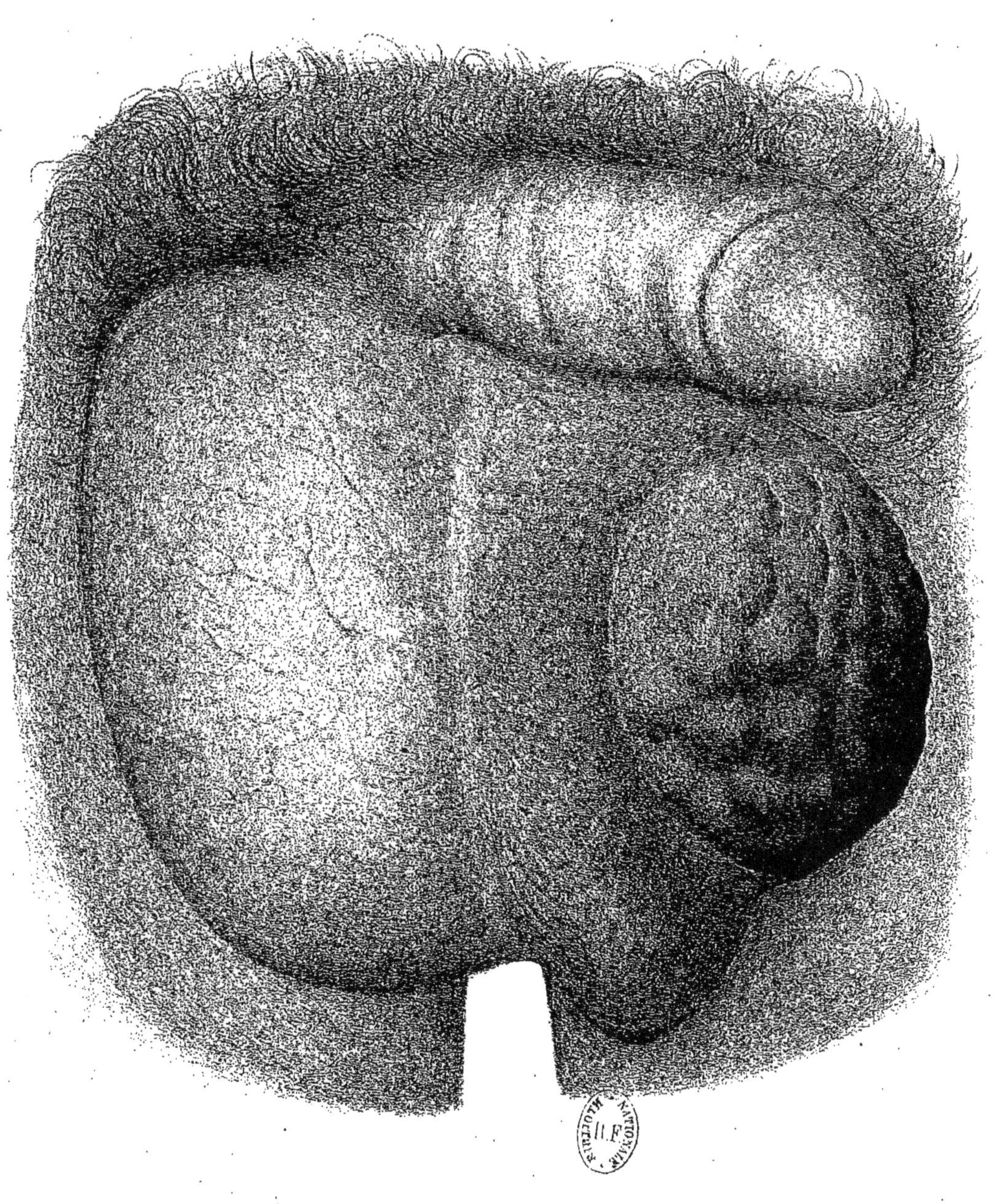